10kgの減量に\たった/4か月で成功した
管理栄養士が教える

「やせ玉」腸活ダイエット

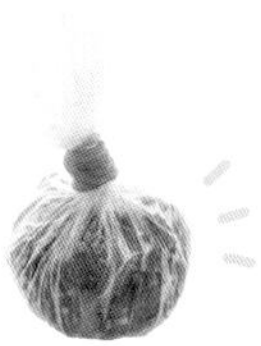

加勢田千尋
一般社団法人 日本腸内環境食育推進協会代表理事／管理栄養士

主婦と生活社

腸内環境をパワーアップする「やせ玉」でおいしく無理なくダイエット

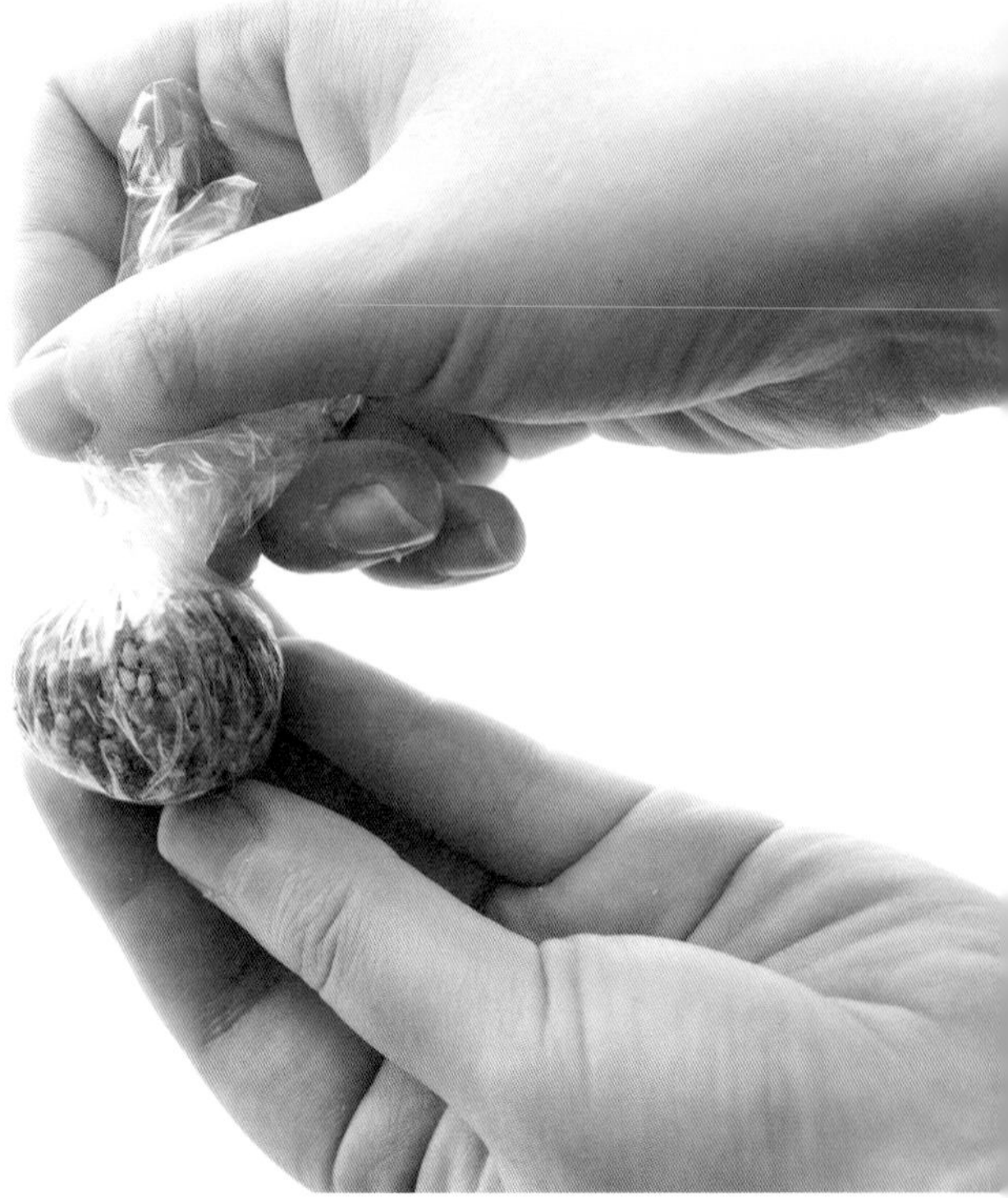

本書で名づけている「やせ玉」。**ひとことでいうと、腸内環境にとっていい食材を、使いやすく丸めたもの**です。

腸内に、多様な細菌がバランスよく存在している状態を保てると、おなかの調子は快調です。そのため、大切なのは日々の食事で、さまざまな菌を取り入れること。そこで注目なのが、日本の発酵食。日本には古くから、みそやしょうゆ、酢、こうじ、甘酒など、さまざまな発酵調味料や発酵食品がありますよね。これらを上手に選び、活用することで、腸内環境を整えることができます。

「やせ玉」のベースはこれらの発酵食品です。発酵食品には乳酸菌やビフィズス菌など、腸にとってよい「善玉菌」がたくさん入っています。その善玉菌をさらに育てる「エサ」をいっしょに混ぜこむのが、「やせ玉」の特長。

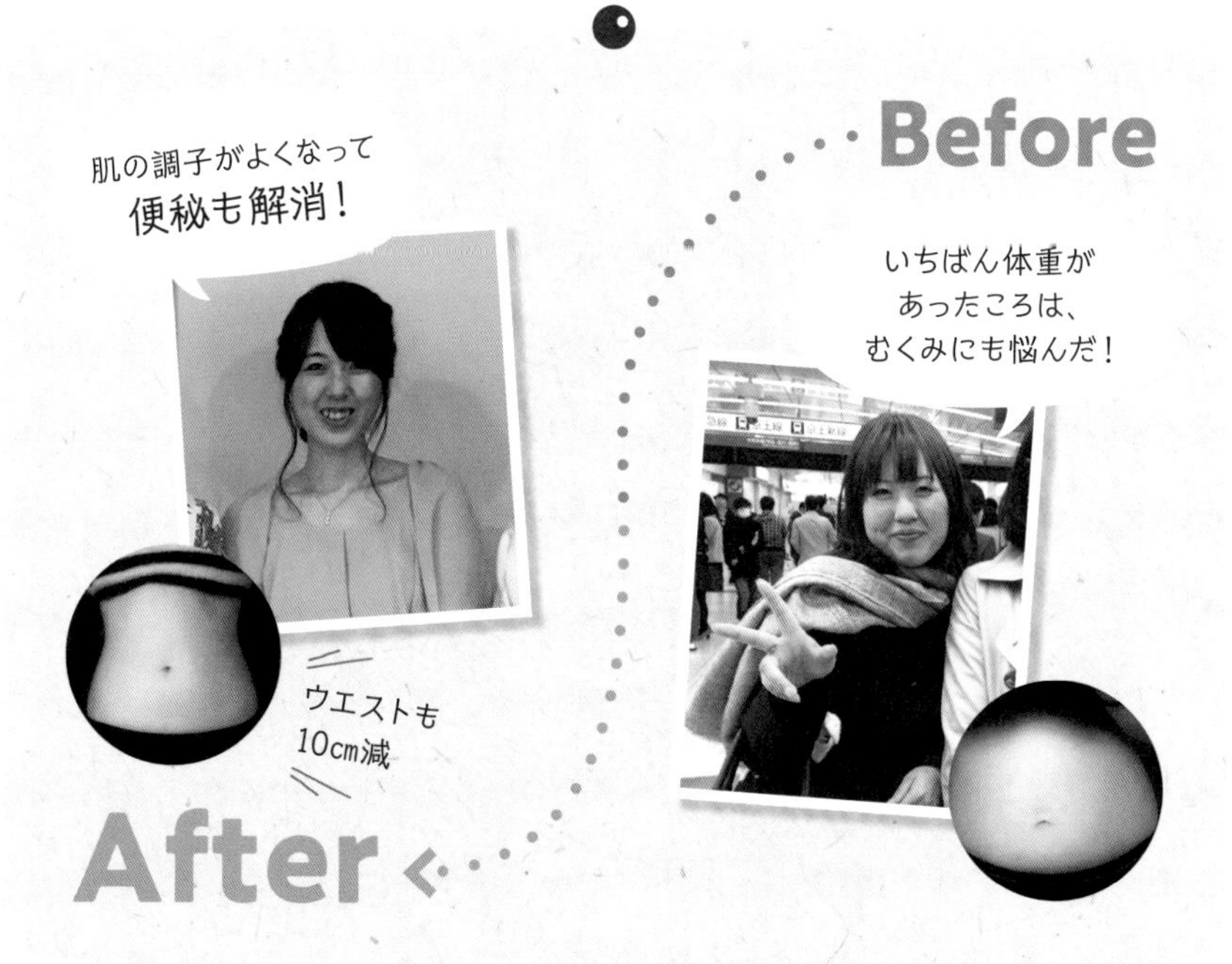
肌の調子がよくなって
便秘も解消！
Before
いちばん体重が
あったころは、
むくみにも悩んだ！
ウエストも
10cm減
After

「エサ」は食物繊維やオリゴ糖をたっぷり含んだ食品、と考えてください。

たとえば、「みそ」(菌)＋「ごま」(エサ)。みそを単体でとるよりも、ごまと組み合わせることで、腸の環境が整いやすくなります。

つまり、**「善玉菌」と「善玉菌のエサ」をセットにしたのが「やせ玉」なのです。**

この**「やせ玉」**は、発酵食品のうまみや甘みがたっぷりなので、スープやおかずに足すと味がばっちり決まります。余分な調味料がいらなくなるのでヘルシーです。

私はこの**「やせ玉」**を作りおきして、平日の食事に取り入れています。時間がないときはお湯に溶かしてスープに。炊いたご飯に混ぜてラップに包み、ランチ用のおにぎりに。**「やせ玉」をきっかけとして、食事への意識が高まり、体重の減るペースが加速しました。**

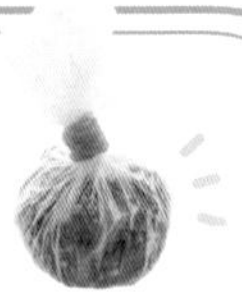

はじめに

「太っているし、肌もきたない」という容姿コンプレックスのかたまりだった私が、４か月の「腸活」で10kgやせ。スッキリした体と前向きな自分を手に入れられた！

これまで管理栄養士としてクリニックや企業、スポーツジムなどで５０００人以上の方の食事指導をしてきました。が、じつは、**そんな私自身、便秘と肥満、過食に長いあいだ苦しんできました。**

家庭環境や勉強、仕事のストレスから、食べることで自分を解放してきたのです。食生活の大切さは頭で理解していたつもりですが、実践することのハードルはとても高かった。クライアントへの食事サポートをしながら、自分はぜんぜんダメ……おまけにうまれながらのアトピー性皮膚炎が、不摂生でさらに悪化し、肌はいつもボロボロ。**10代、20代の私は劣等感、罪悪感がさらに過食を悪化させ、体重はふえていくばかり**でした。そして医師からは、ついに「これ以上太ったら、あなた死ぬよ」という宣告まで受ける始末……。

「やせたい、きれいになりたい。それもてっとり早く！」

そう思って、脂肪溶解注射やダイエット用のサプリメントに給料がどんどん流れました。さらには、ダイエットの外科的手術をして、術後のむくみに苦しんだことも。そしてやせると評判のエステティックサロンに通って、厳しい糖質制限をしましたが、その後、リバウンドをくりかえした経験もあります。

ダイエットにつぎこんだお金は200万円以上。極端なやり方にとびついては失敗するなかで、やんわりと、でも確実に成果が出てくる方法がありました。

きっかけは、1泊2日の断食合宿。断食といってもハードなものではなく、1日目の昼から、次の日の朝までのプチ断食でした。ダイエットに関するセミナーや、ヨガのレッスンがあって、温泉にも入れるということで気軽な気持ちで参加しました。

そこで学んだのは、発酵食品を取り入れた和食を、食事の基本とすることの大切さ。そして、腸をしっかり活動させることの重要性。指導してくださったインストラクターの方たちの肌の色つや、イキイキとした表情、締まった体形にも感化され、「食事がいかに〝腸活〟にとって大切か」を人生で強く意識しはじめたのです。

それからは仕事帰りのコンビニ通いをいっさいやめて、食事を見直しました。体重が落ちだすと、不思議なことに味覚が変わっていきました。ジャンクな味のスナックや、砂糖が過剰に入ったものをおいしいと思わなくなったのです。

またアトピー性皮膚炎の症状もおさまってきました。これまで敏感肌用の化粧品しか使えなかったのですが、どんなブランドの商品でも肌が受け入れるようになりました。

しかし毎回、発酵食品を入れた和食を用意するのは、ひとり暮らしで忙しく働く私にはなかなか大変なことでした。しかも**栄養士であるにもかかわらず、調理が苦手だし、性格もズボラ。ともすると挫折しそうになることも……。**

そこで試していたのが、「発酵玉」を作りおきすることでした。

「発酵玉」とは、体にいい菌が豊富な発酵食品と、その働きを高める食材を混ぜ、調理1回分ずつに取り分けて丸め、冷蔵・冷凍したもの。お湯に溶かしてスープにしてのんだり、肉や魚を炒めるときに、混ぜこんだりして、摂取できる機会をふやしました。最初は「みそ玉」から、そして、酒かすや塩こうじなど、さまざまな発酵食品を丸めた「発酵玉」を試行錯誤して作りながら、自炊中心の食生活に変えていったら、便秘も解消し、体重がストンと減少していきました。

本書では私が長年毎日食べ続けている「みそ玉」や「発酵玉」を「やせ玉」と名づけて各種ご紹介していきます。

普段の食生活に、腸にいいことをちょっとだけ取り入れてみる。手軽でおいしいこの「やせ玉」が、食事への意識を変えるきっかけになることでしょう。

今は、腸に特化したセミナーや料理講習、「腸活」のインストラクターを養成する団体を立ち上げ、活動しています。個別で行ってきたカウンセリング内容を、広くお伝えしていきたいと思っています。腸の悩みは周りになかなか話しにくいものですが、学べる場、語り合える場があれば、自分の殻に閉じこもらなくてすみます。

腸を健康にすることで、前向きな自分を手に入れられる――私自身の経験から得られたそんな気づきを多くの人と共有できたらいいなと思っています。

加勢田千尋

冷蔵や冷凍で作りおけば、あとは手間なし！

スープやおかずで

毎日食べて「腸活」をぐいぐい促進！

本書ではさまざまな「発酵玉」をご紹介します。最初にご紹介するのが、「みそ」＋「削り節粉」＋「ごま」の「腸活みそやせ玉」（→20ページ）。以前の私は、朝食はとらないことが多かったり、コーヒーや白湯ですませることもありましたが、この**「腸活みそやせ玉」を毎朝、お湯に溶かしてのむようになってから、朝の排便習慣がスムーズになってきた**のを感じました。1週間に1度だったのが、3日に1度はスッキリ快腸になったのです。

朝のめない日は、冷凍した「腸活みそやせ玉」をスープジャーに入れて職場でお湯を注いでのんだり、夜の会食のあとは、締めの一杯として。時間があるときは、乾燥野菜を混ぜたり、カットして冷凍しておいた油揚げ、春雨などを足して具だくさんに。

これまで、私自身にみそ汁をのむ習慣があまりなかったのですが、なぜかと考えてみると、みそ汁は意外と「手間のかかるもの」だと思っていたからなのです。和食屋さんで出される一杯はおい

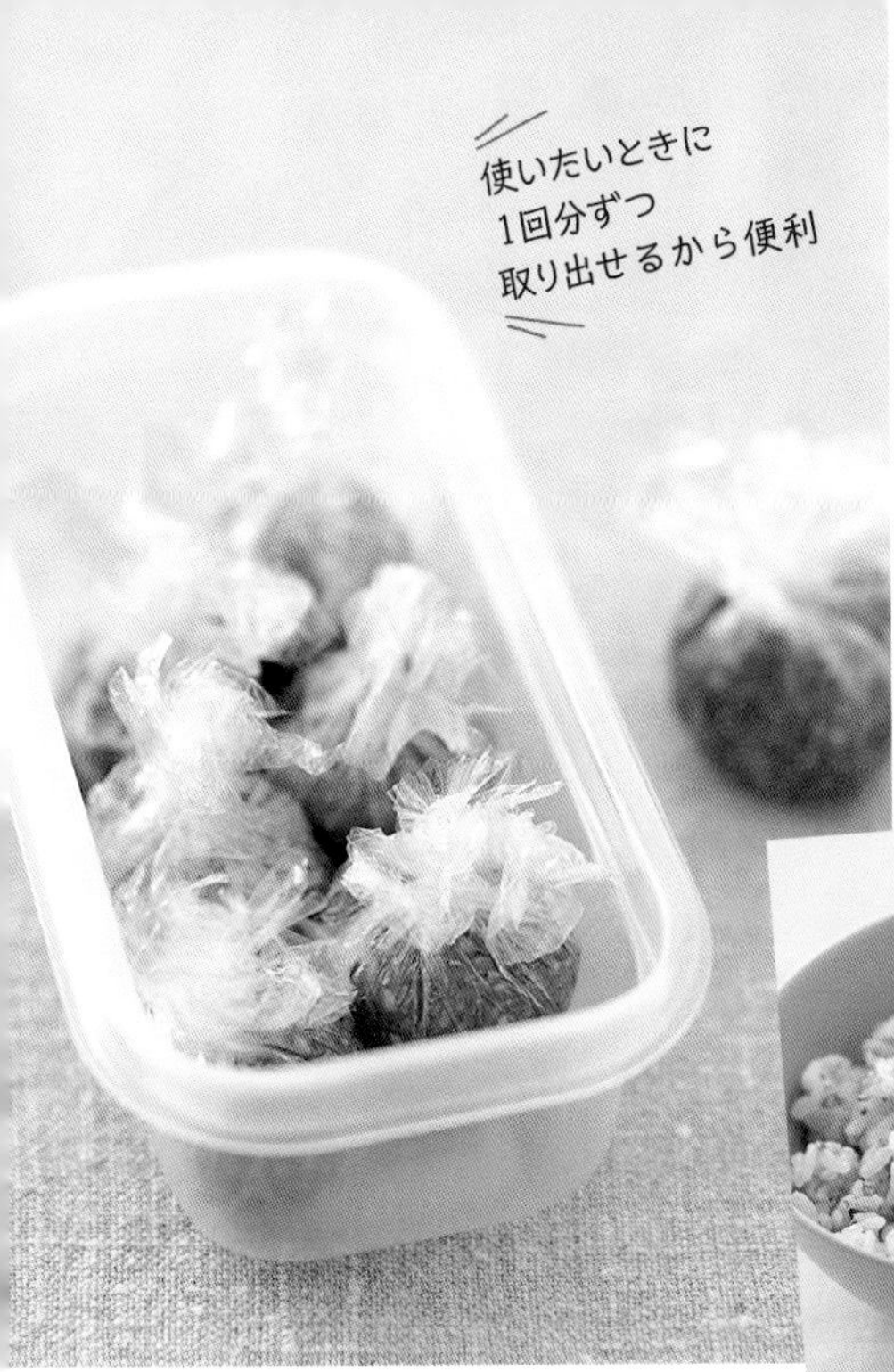

使いたいときに
1回分ずつ
取り出せるから便利

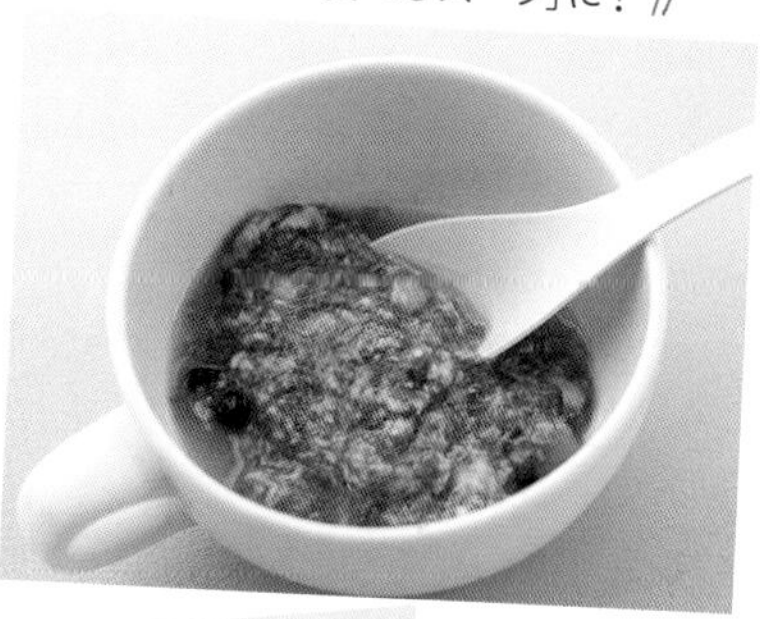

お湯に溶かせば
カンタン「食べるスープ」に！

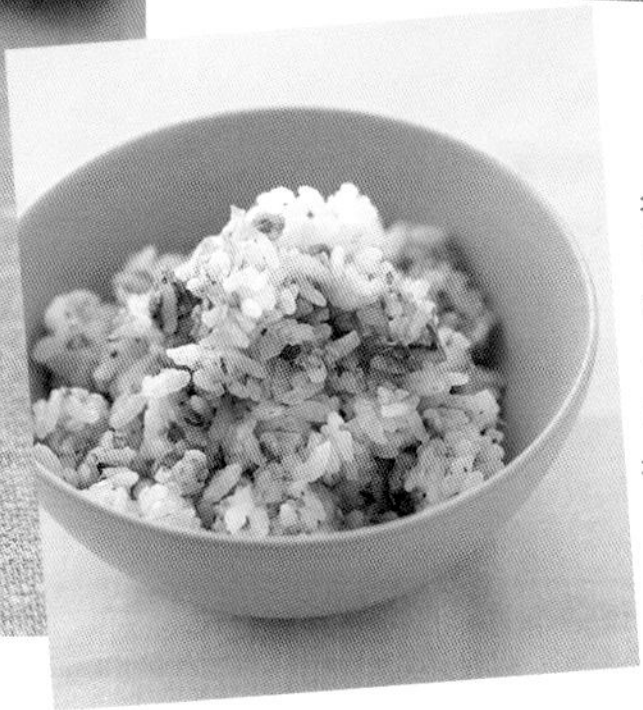

ご飯に
さっと混ぜて
うまみたっぷりの
「炊きこみご飯」に

しいのに、自分で作ると毎回味がぼやけたり、逆に塩からかったりして味が一定しないし、作りすぎて捨ててしまうこともありました。だれでも作れる「みそ汁」ですが、確実においしく作るには、お湯とみそ、だしの分量をちゃんと計算する必要があり、それをめんどうと感じていたのですね。

でも、この「腸活みそやせ玉」があれば、1回分ずつラップに包んだものをお椀にポンと入れてお湯を注ぐだけで失敗がありません。**毎回作ることなく、冷蔵、冷凍しておけばいいから手軽！** だから、習慣化できたのだと思います。

そしてさらに、さまざまな「発酵玉」のバリエーションを試作しては、普段の食事に取り入れていきました。多少、食生活が乱れても、「発酵玉」は私にとって、食べていると安心する「おまもり」のようなものです。

CONTENTS

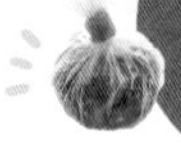

Part 1
作ってみよう！ 材料3つの「腸活みそやせ玉」

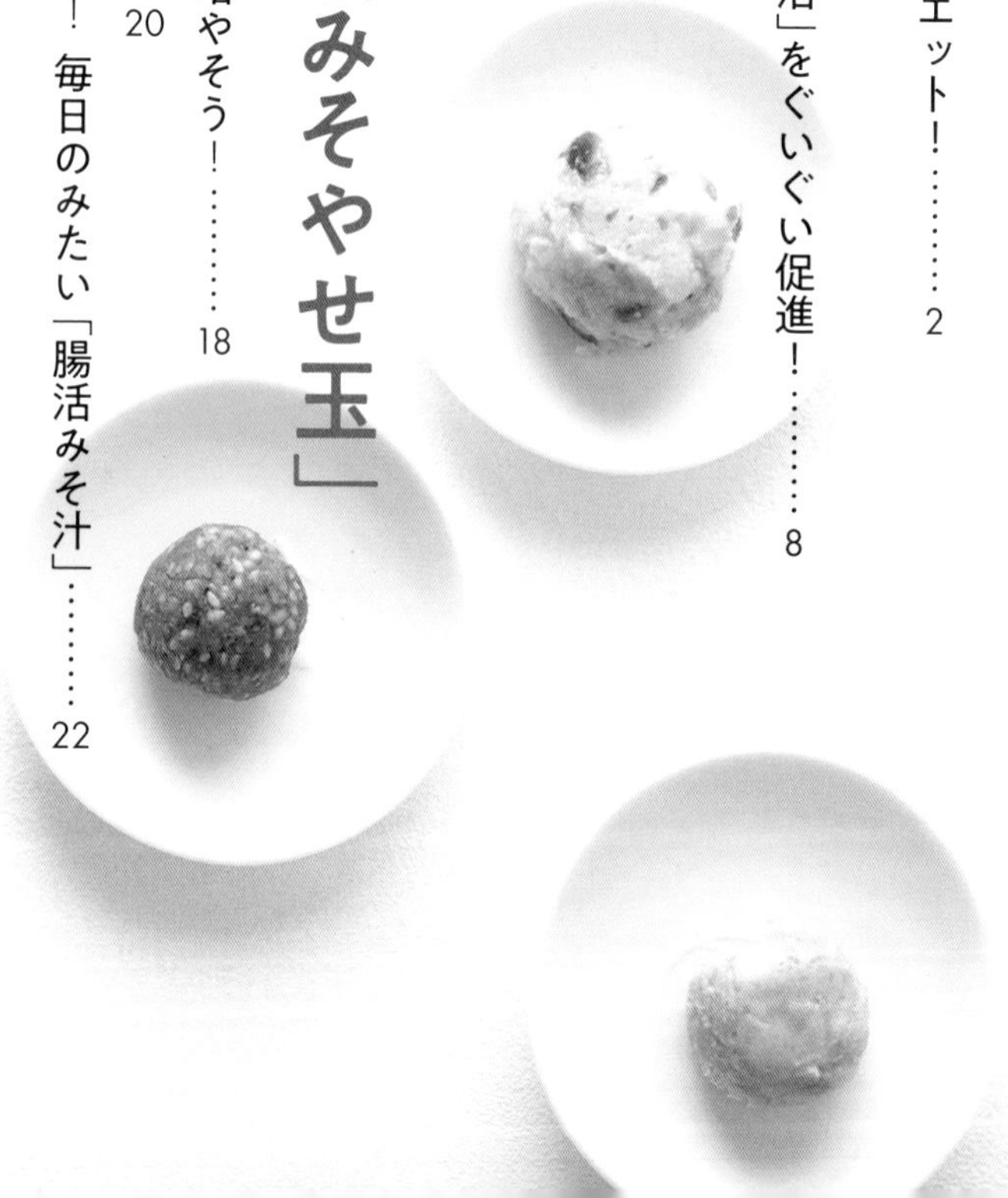

Part 2

「腸」を整える小さな心がけ

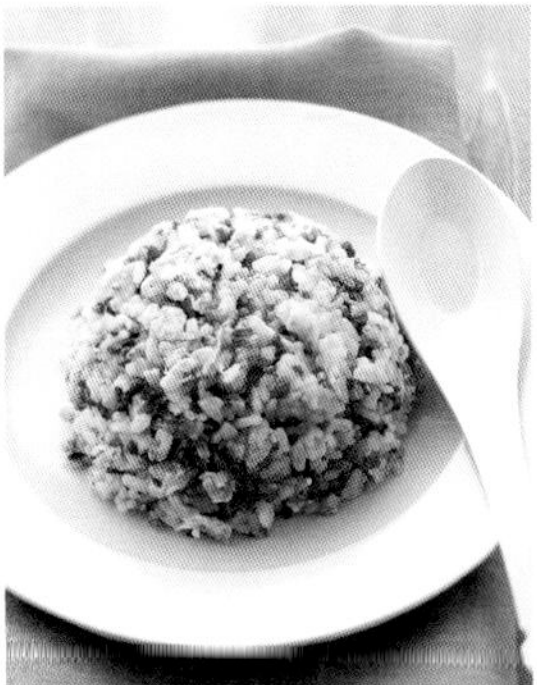

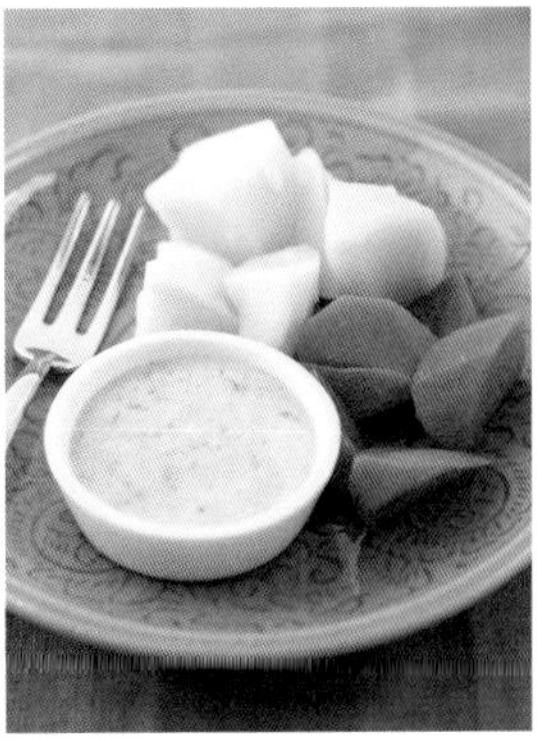

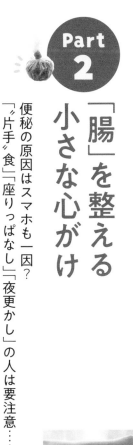

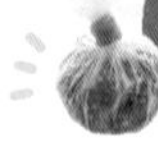

Part 3 腸が喜ぶ食事、泣く食事

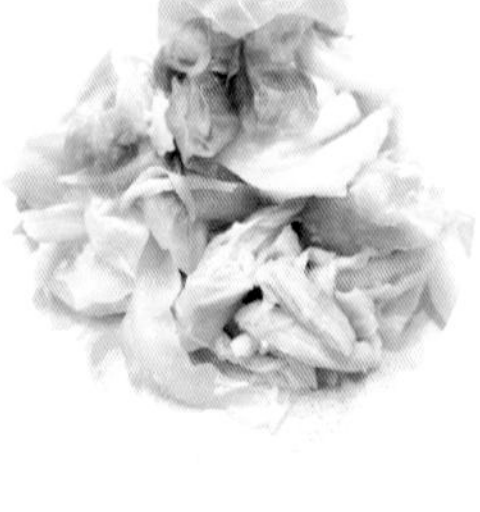

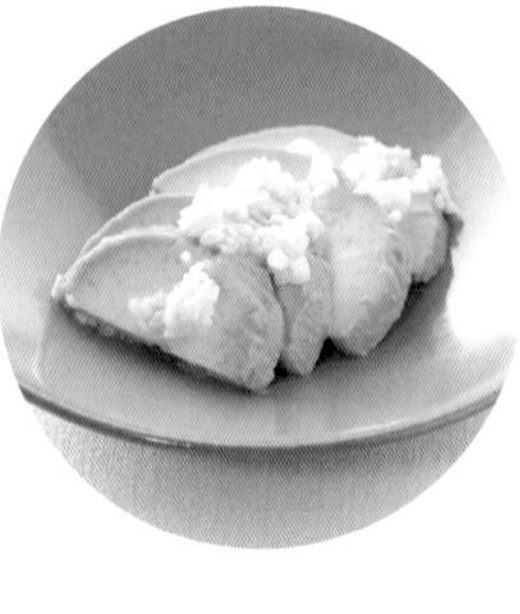

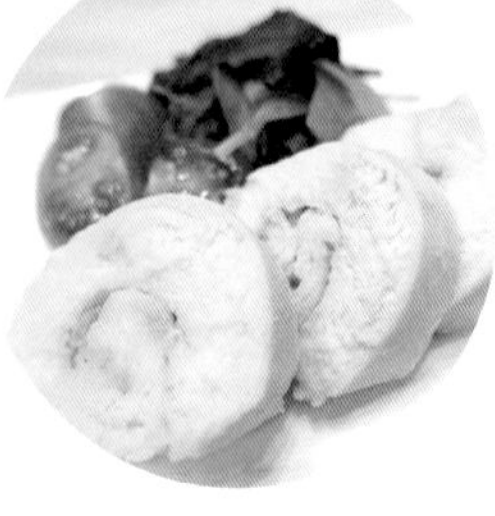

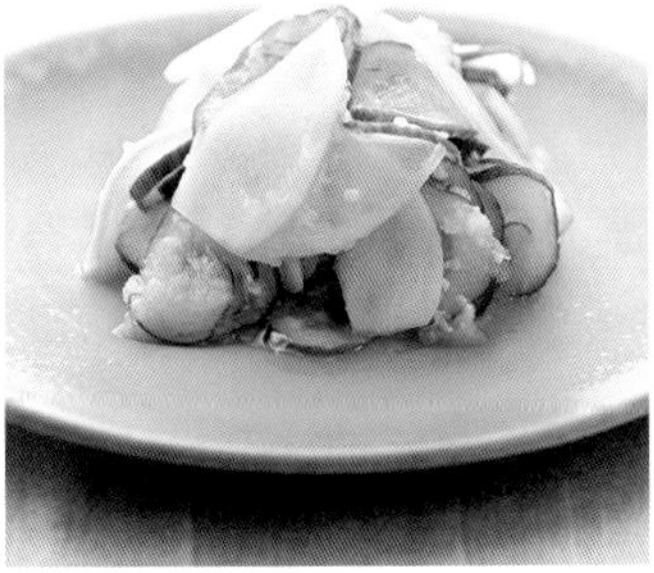

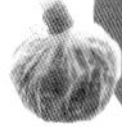

Part 4

腸イキイキ！「やせ玉」レシピ

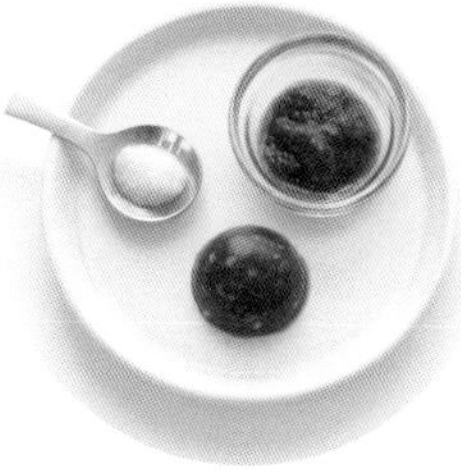

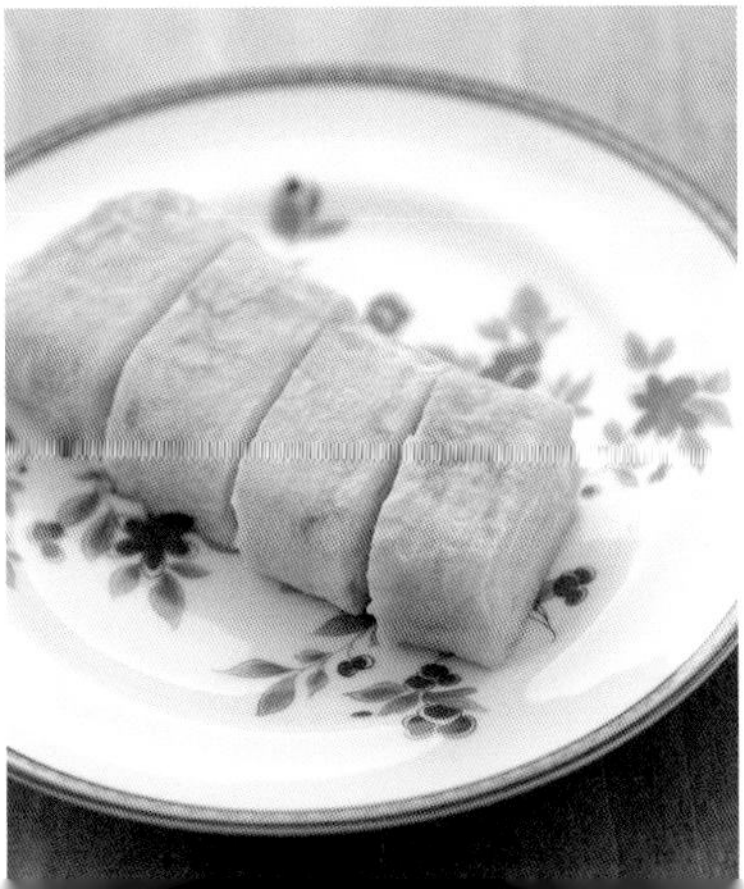

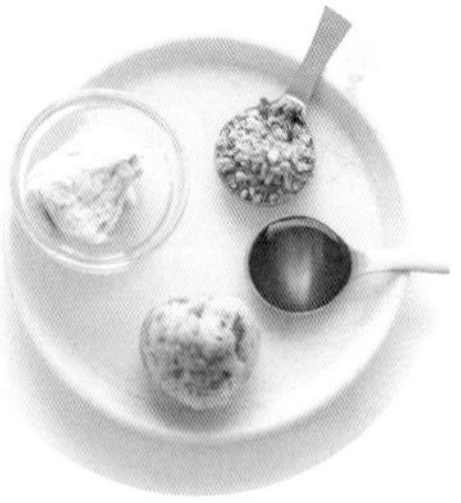

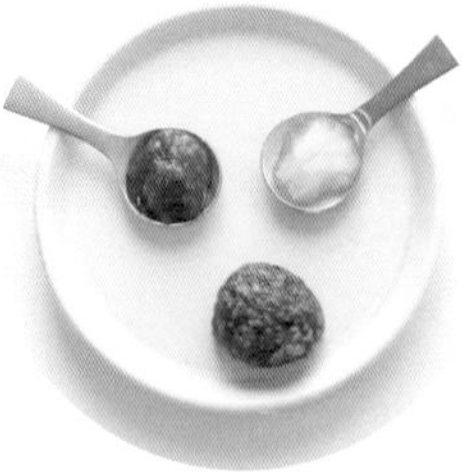

Part 4

しょうゆこうじを使って

酒かすを使って

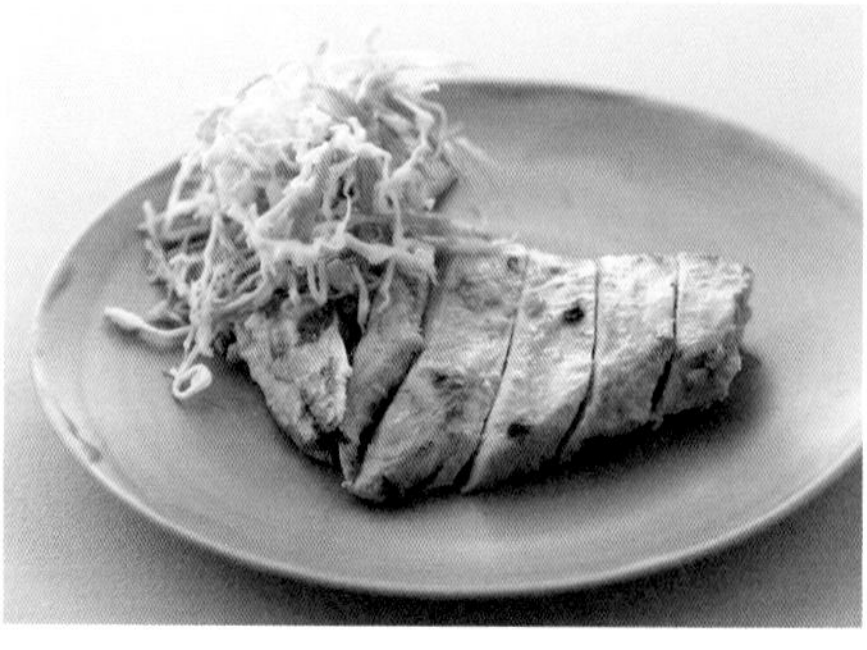

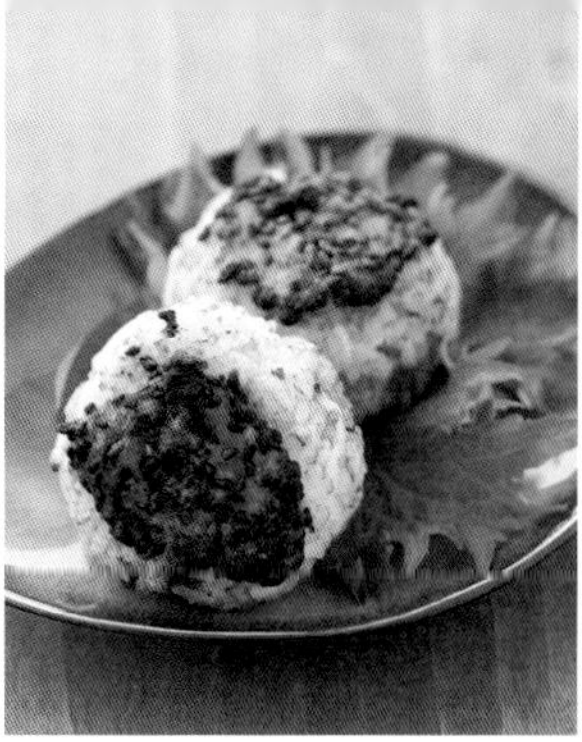

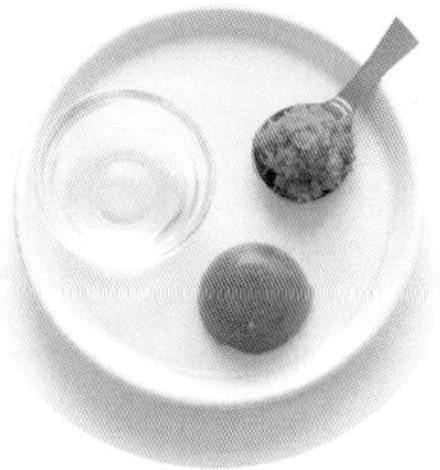

甘酒を使って

酢を使って

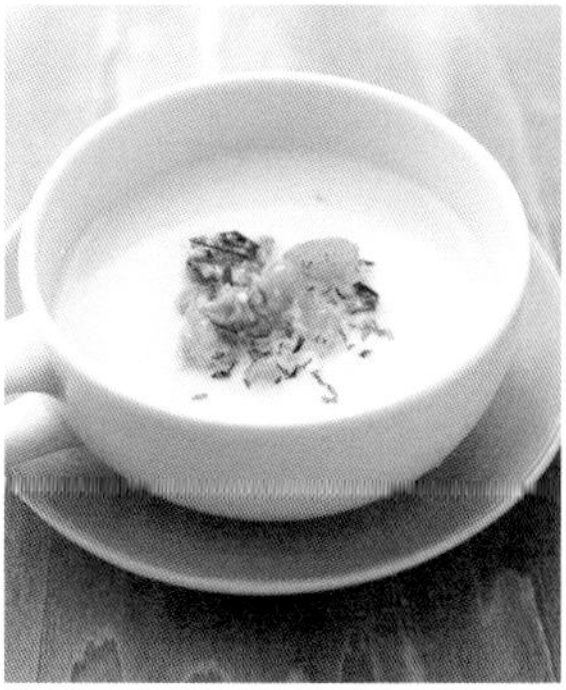

取材協力
一般社団法人日本腸内環境食育推進協会

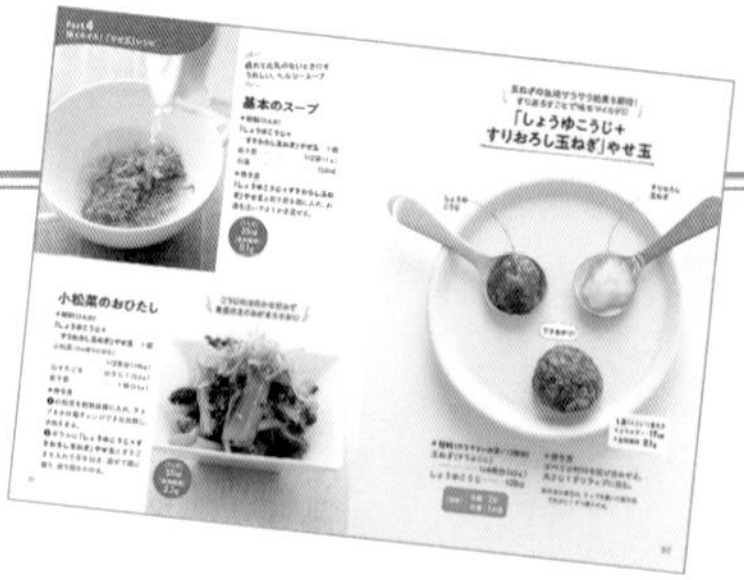
基本のスープ

「しょうゆこうじ+すりおろし玉ねぎ」やせ玉

小松菜のおひたし

本書の使い方

- 大さじ１＝15mℓ、小さじ１＝５mℓ、１カップ＝200mℓです。
- 電子レンジのワット数は600Wです。500Wの場合は1.2倍の時間にしてください。電子レンジ、オーブントースター、オーブンの加熱時間はメーカーや機種によって異なります。取扱説明書の指示にしたがい、ようすを見て加減してください。
- コンロの火加減はことわりのない限り中火です。
- 液体を電子レンジで加熱する際、突然沸騰する可能性がありますので、ご注意ください。
- 卵はMサイズを使用しています。
- みそは市販のみそ、どのタイプでも使用可能です。
- レシピにある「酒かす」は手に入りやすい板かすを使用していますが、板かす以外のものを使用してもかまいません。板かすはスーパー、酒販店、インターネットなどで購入できます。
- 酒かすは、アルコールを含む食材です。医師からアルコール摂取を止められている人は食べられません。加熱すればアルコールは蒸発しますが、アルコールに弱い人や子どもが食べる場合は十分注意してください。
- 市販の甘酒は、こうじから作られたノンアルコールの甘酒と、酒かすから作られたアルコールを含む甘酒の両方があります。清涼飲料水として販売されている甘酒の場合、アルコール分は１％未満となりますが、アルコールに弱い人や乳幼児、妊婦や授乳している人には注意が必要です。本書で使う甘酒はノンアルコールタイプで砂糖不使用のものです。
- 本書でご紹介している「やせ玉」は、その効果に個人差があります。

Part 1

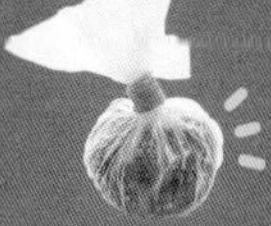

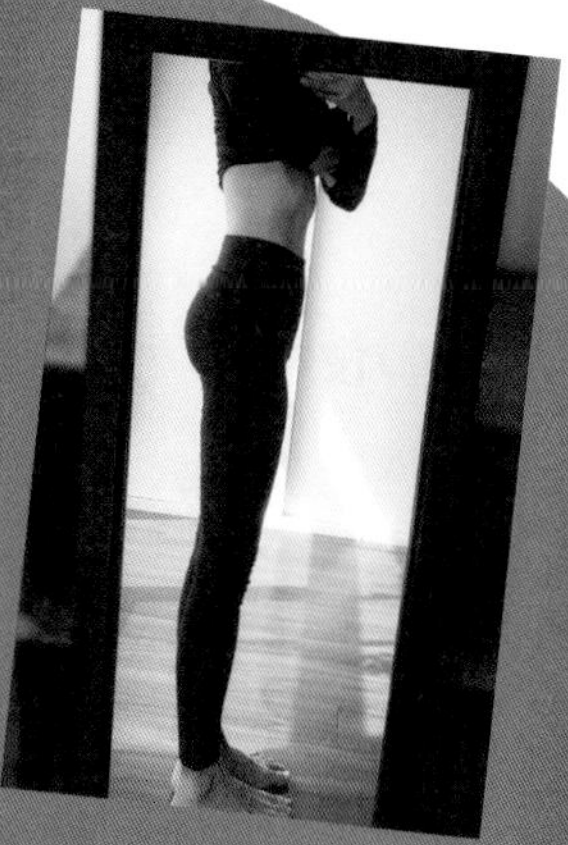

作ってみよう!
材料3つの
「腸活みそやせ玉」

腸内環境の改善こそが、無理なく、着実に、
そして健康的にやせる方法。でも、それは続けてこそです。
「腸活みそやせ玉」は、忙しい人も、ずぼらな人も続けられる、
とっても手軽な「腸活」のきっかけ。
習慣にすることで、うれしい効果も次々と!

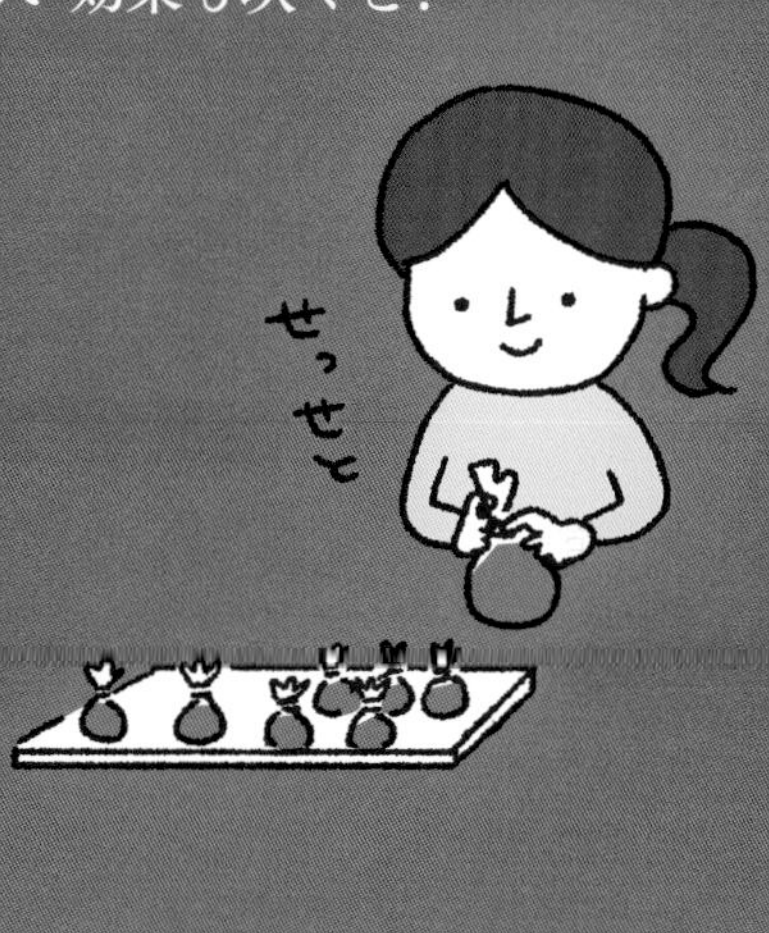

腸内環境を整えるために「善玉菌」をすこやかに保とう！ 増やそう！

「あの人はたくさん食べているのに、太らない」。そんなうらやましい人、身近にいませんか？同じような食事をとっていても太りやすい人、そうでない人がいるのは、「腸内環境」の違いによるところもあるといわれています。

では、腸内環境が整っているとは、どういう状態なのでしょうか。じつは腸内には膨大な数の細菌がすみついていて、ひとつのコミュニティをつくっています。私たちの社会にもさまざまな人間がいて、それぞれ関わりを持ちながら生活していますが、それと同じようなことが、腸の中でもくりひろげられているといったイメージです。つまり限られた菌だけが偏って存在しているのではなく、たくさんの種類の菌がバランスよくすみついていることを「腸内環境が整っている状態」というのです。

これらさまざまな種類の腸内細菌は、「善玉菌」「悪玉菌」「日和見《ひよりみ》菌」の3つのグループに分けられます。善玉菌は健康にとってよい作用を、悪玉菌は増えすぎると悪い作用をする菌。日和見菌はそのときどきで、優勢なほうに同調して作用するという働きがあります。善玉菌、悪玉菌、日和見菌の理想バランスは「2対1対7」。この割合で腸内環境が整うと、善玉菌がイキイキと働きやすい環境になるといわれています。

ここで、発酵食品と善玉菌との関係をご説明しましょう。

発酵とは微生物の働きにより、食品の成分が分解され、人間にとって好ましい変化がうまれること。たとえば味や香りに深みが出ておいしくなったり、消化吸収がよくなったりなどです。発酵に関わる微生物はおもに「カビ」「細菌」「酵母」の3種類。よく知られているものにこうじ菌や乳酸菌、ビール酵母などがあります。これらの微生物には腸内細菌のバランスを改善してくれる働きがあり、健康にいい生きた菌を「プロバイオティクス」といいます。**発酵食品は、このプロバイオティクスの宝庫といっていいでしょう。**さらには発酵食品には腸だけでなく、体や肌の調子を整えるビタミンやミネラル、酵素も豊富です。

ちなみに私は「甘酒」を毎日100mℓ、飲むことを心がけています。「飲む点滴」ともいわれ若い女性にとくに人気の甘酒には、腸まで届きやすい植物性乳酸菌がたっぷり含まれているほか、オリゴ糖や食物繊維も豊富。のむだけで効率よく腸内環境を整えることができます。

そして日課といえば、「腸活みそやせ玉」を1日ひとつは摂取すること。次ページから、その簡単な作り方とアレンジレシピをご紹介します。

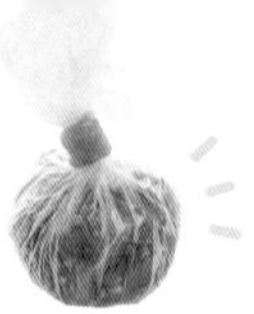

3つの材料で腸の善玉菌をしっかりふやす！

「腸活みそやせ玉」の作り方

私が毎日、必ずのんでいるのがこの「腸活みそやせ玉」で作ったみそ汁です。みそ、削り節粉、ごまという腸にいい材料を丸めて保存し、お湯に溶かすだけ。毎日のむようになってから、お通じが規則正しくなり効果を実感しました。冷蔵で10日、冷凍で1ヶ月ほど保存できます。

●材料（作りやすい分量／10個分）●

【みそ 100g】

米、麦、大豆などの穀物に塩、水などや、こうじ菌などを加え微生物の力でできあがる、和食には欠かせない発酵食品。腸内環境を整えるほか、血圧を下げる、抗酸化作用などがあります。

【削り節粉 10g】

削り節には２種類あり、かつおの身を煮つめて乾燥したものを「荒節《あらぶし》」といい、「荒節」を発酵させたのが「枯れ節」という、発酵食品。どちらを使用してもOK。

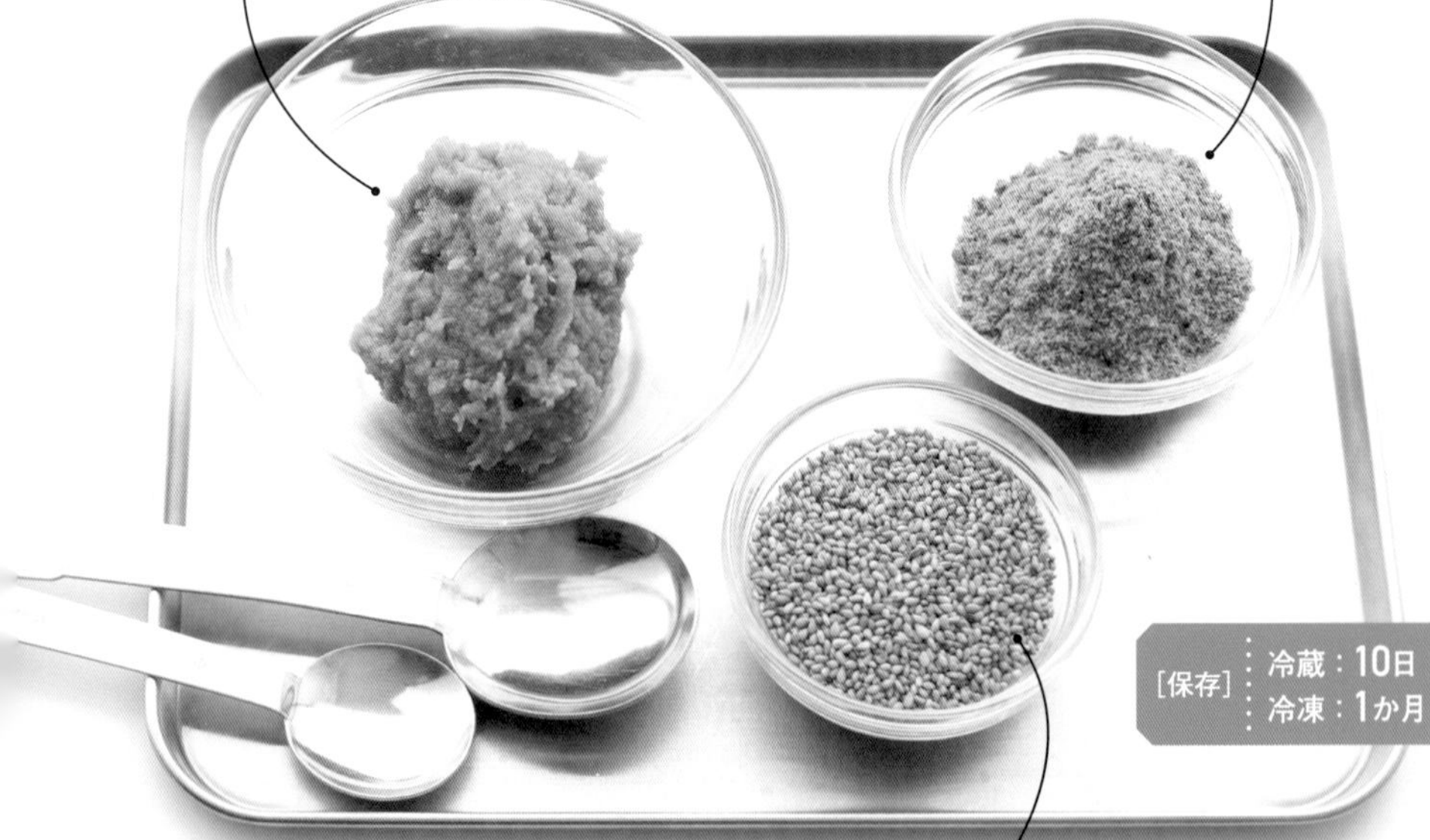

［保存］ 冷蔵：10日
冷凍：1か月

【白いりごま 20g】

食物繊維が豊富で免疫力を高めたり、コレステロール値を下げる効果が期待できます。不飽和脂肪酸やたんぱく質、ビタミン、ミネラルなどを含みます。

1個（大さじ1）**あたり**
- エネルギー：**35kcal**
- 食物繊維：**0.7g**

うまみたっぷりだから だしいらず!

みそ、削り節粉、ごま。この3つの組み合わせは、「腸活」にとってとてもパワフルです。

みその原料である大豆には、たんぱく質、脂質やビタミンなどが豊富に含まれており、発酵によって乳酸菌たっぷりに。そしてごまは、鉄分やカルシウム、ミネラル、そして食物繊維を多く含みます。

さらに削り節粉に含まれる「かつお節菌」は、こうじ菌の一種で、乳酸菌同様、腸内環境を改善する働きが。「菌」とそれを育てる食物繊維を1個でしっかりとれるのです。

●作り方は4ステップ●

1

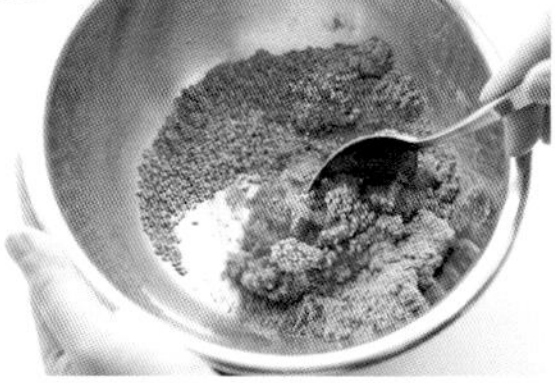

右ページのすべての材料を混ぜる

2

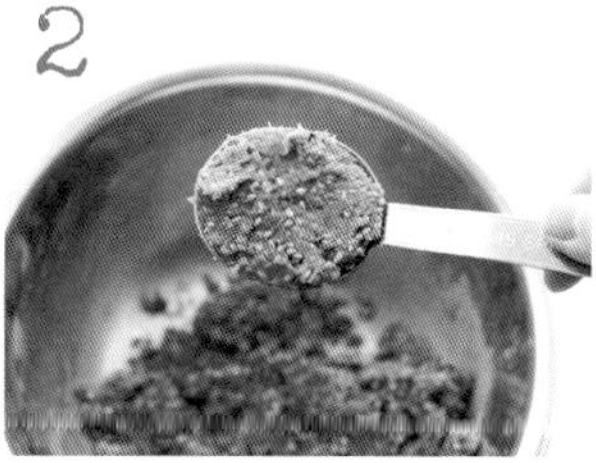

大さじ1ずつ取り分ける

3

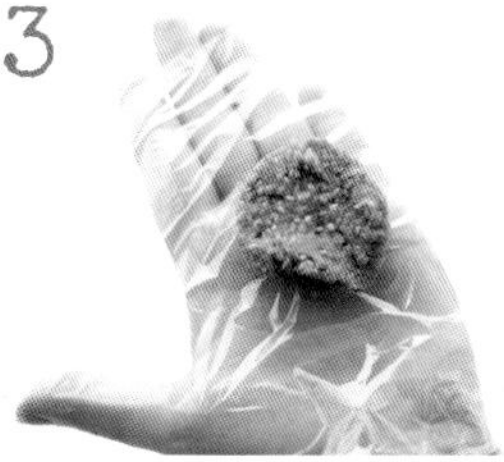

ラップに包む

4

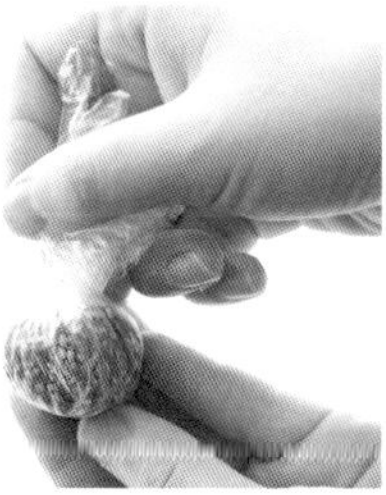

くるっと丸めて冷蔵または冷凍で保存

〝食事の始め〟にのんで腸を活性化！

毎日のみたい「腸活みそ汁」

みそ汁をのむ習慣をつける！
お湯を注ぐだけの「みそ玉」

●材料（1人分）●

「腸活みそやせ玉」…………… 1個
お湯 ………………………… 120㎖

腸にいい発酵食品の
「みそ」をさらに
うまみたっぷりに！

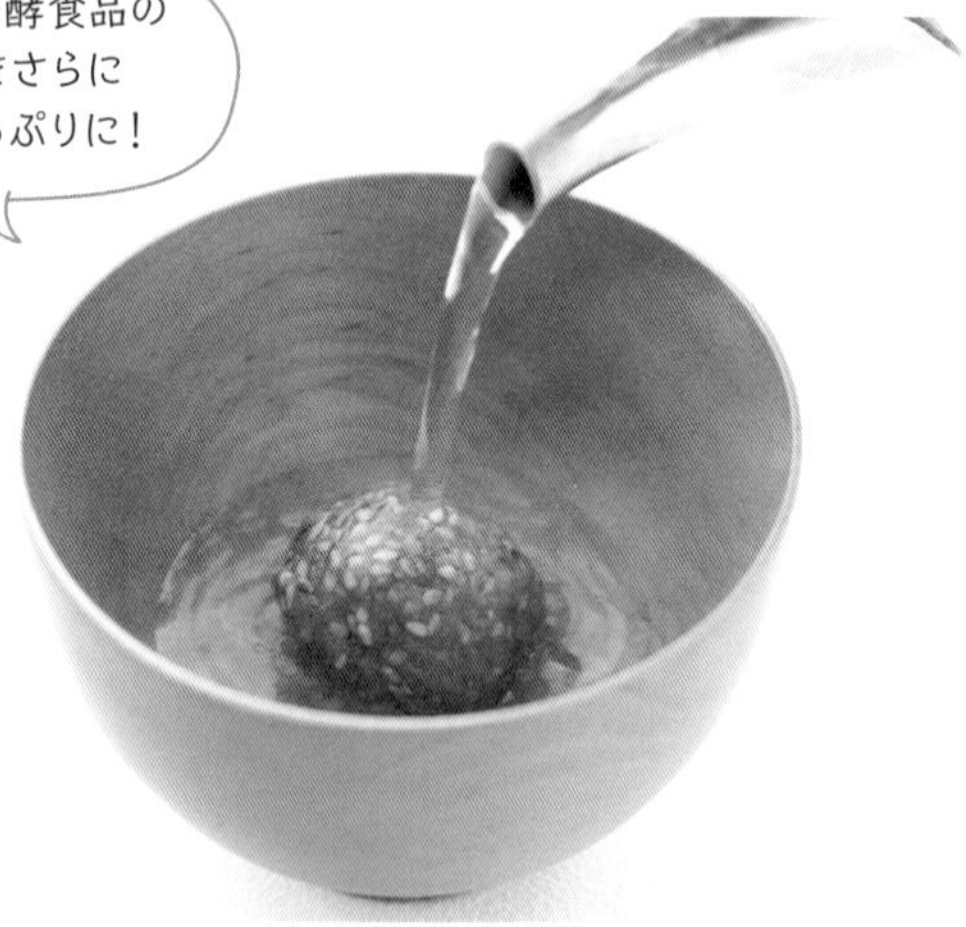

＼ お湯に溶かすだけ！ ／

代謝をよくし
冷え性の改善にも！

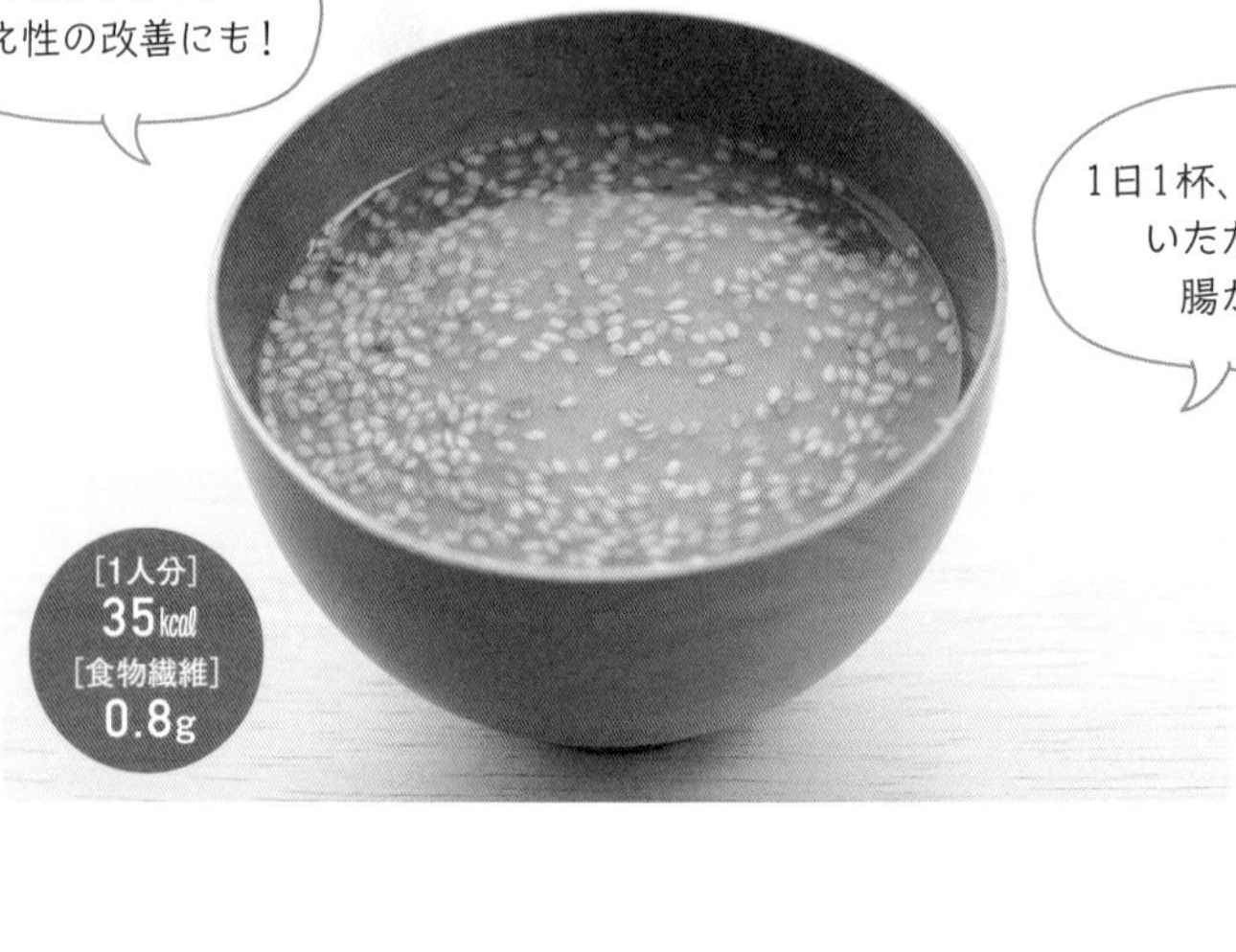

1日1杯、好きな時間に
いただくだけで
腸が元気！

［1人分］
35㎉
［食物繊維］
0.8g

「腸」にいいものをさらにプラス

もっと「腸」イキイキ! トッピング

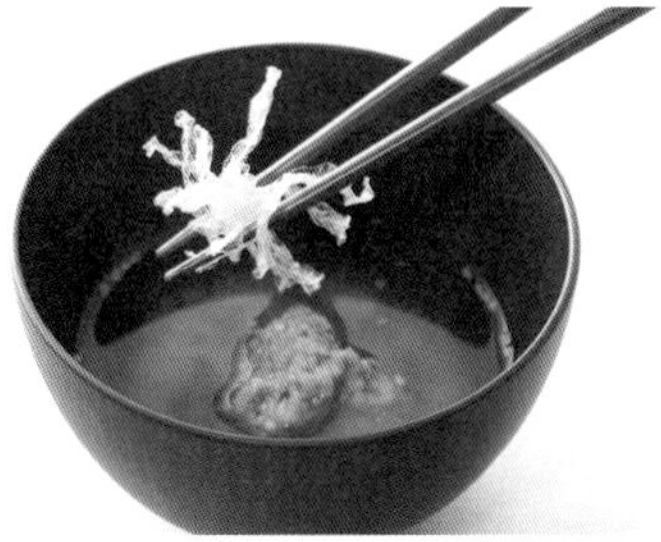

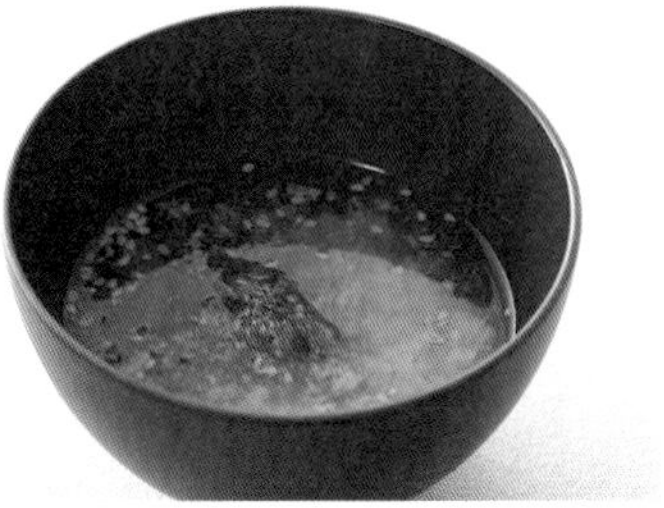

低カロリーの
サラダ用寒天をプラス

低カロリーで水溶性食物繊維が豊富な寒天とこんにゃくを組み合わせたサラダ用寒天。便秘解消のほか、脂肪の蓄積の原因となる血糖値の急上昇を抑えることができ、ダイエットの強い味方になります。

食事の最初に食べたい
もずくスープ

もずくは低カロリーで、脂肪蓄積の原因となる血糖値の急上昇を抑える働きがある水溶性食物繊維が豊富。調味液につかったものではなく、原材料表示が「もずく」のみのシンプルなものがおすすめです。

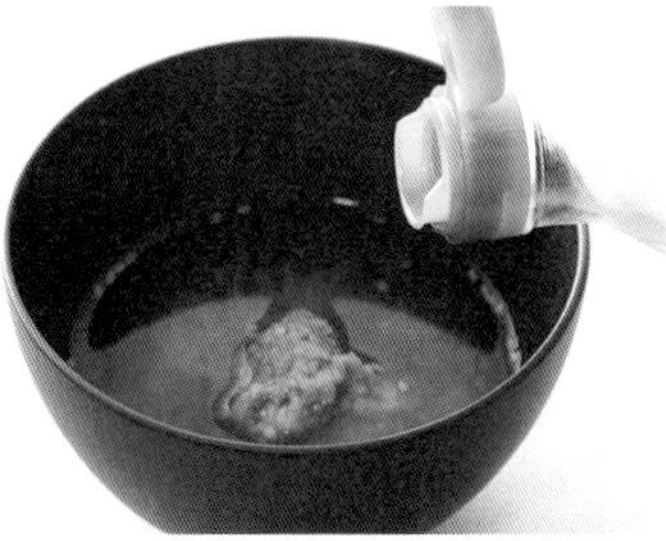

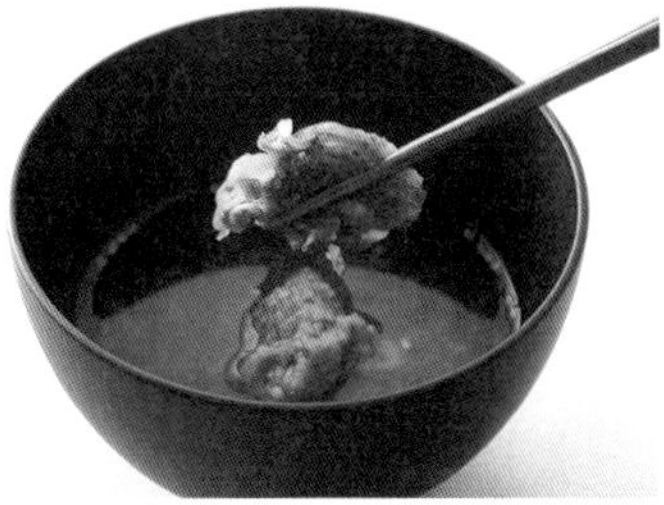

オリーブオイルをまわしかけて
コクをアップ

お湯を注いだあと、オリーブオイルをまわしがけ。味がちょっと洋風になり、コクが増します。オリーブオイルには、腸の働きや便の滑りをよくするオレイン酸が豊富。便秘解消にも役立ちます。

キムチ野菜を加えて
ボリュームアップ

キムチは植物性乳酸菌がたっぷりの健康食品。キムチといえば酸味と辛味ですが、その酸味を作ってるのが乳酸菌です。塩分が気になる場合は少量をみそ汁に。もみのりをトッピングするとさらにうまみと食物繊維量がアップします。

おかずにちょい足しもできる！「腸活みそやせ玉」アレンジレシピ

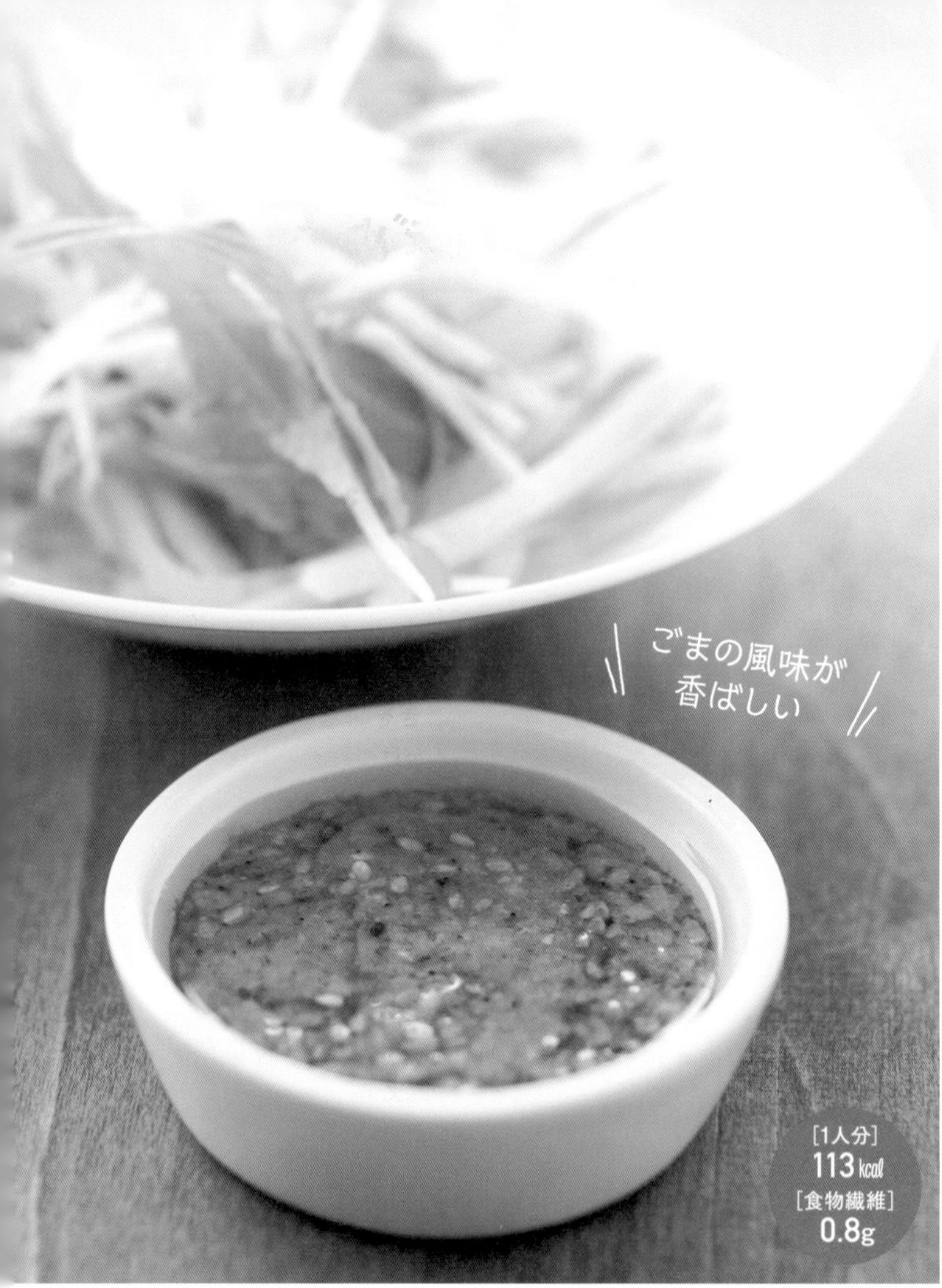
ごまの風味が
香ばしい
[1人分]
113kcal
[食物繊維]
0.8g

1 和風ドレッシング

●材料（1人分）

「腸活みそやせ玉」……………… 1個
酢…………………………… 小さじ2
えごまオイル……………… 小さじ2

●作り方

すべての材料を器に入れ、混ぜてお好みのサラダにかける。

腸にいい！「えごまオイル」を持ち歩いています

えごまオイルは腸のエネルギー源になり、腸の動きを良くする「オメガ3脂肪酸（α−リノレン酸）」を豊富に含んでいます。料理の最後に小さじ1杯のえごまオイルをちょい足し。外食時も使いきりタイプを携帯しています。

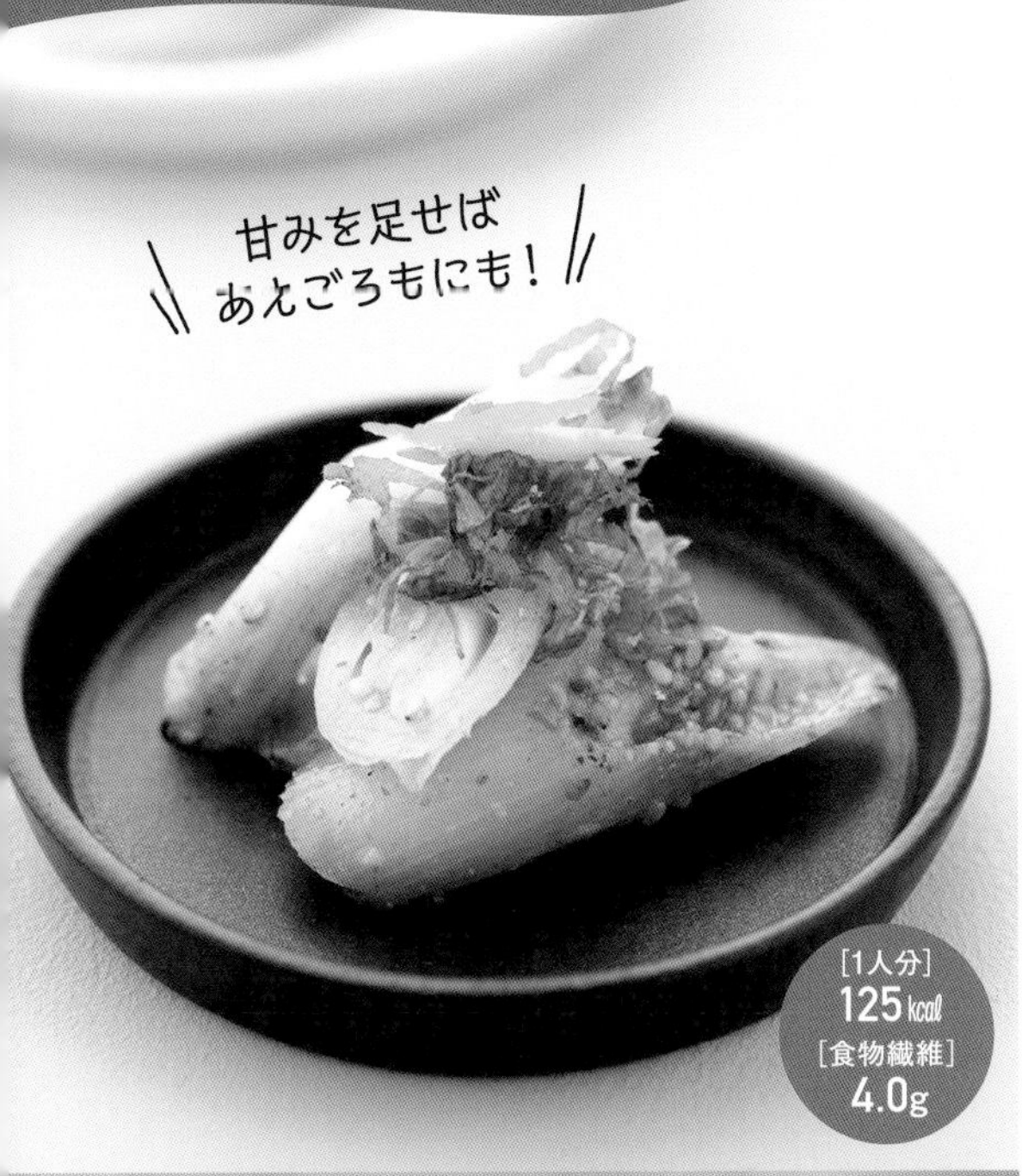
甘みを足せば
あえごろもにも！
[1人分]
125 kcal
[食物繊維]
4.0g

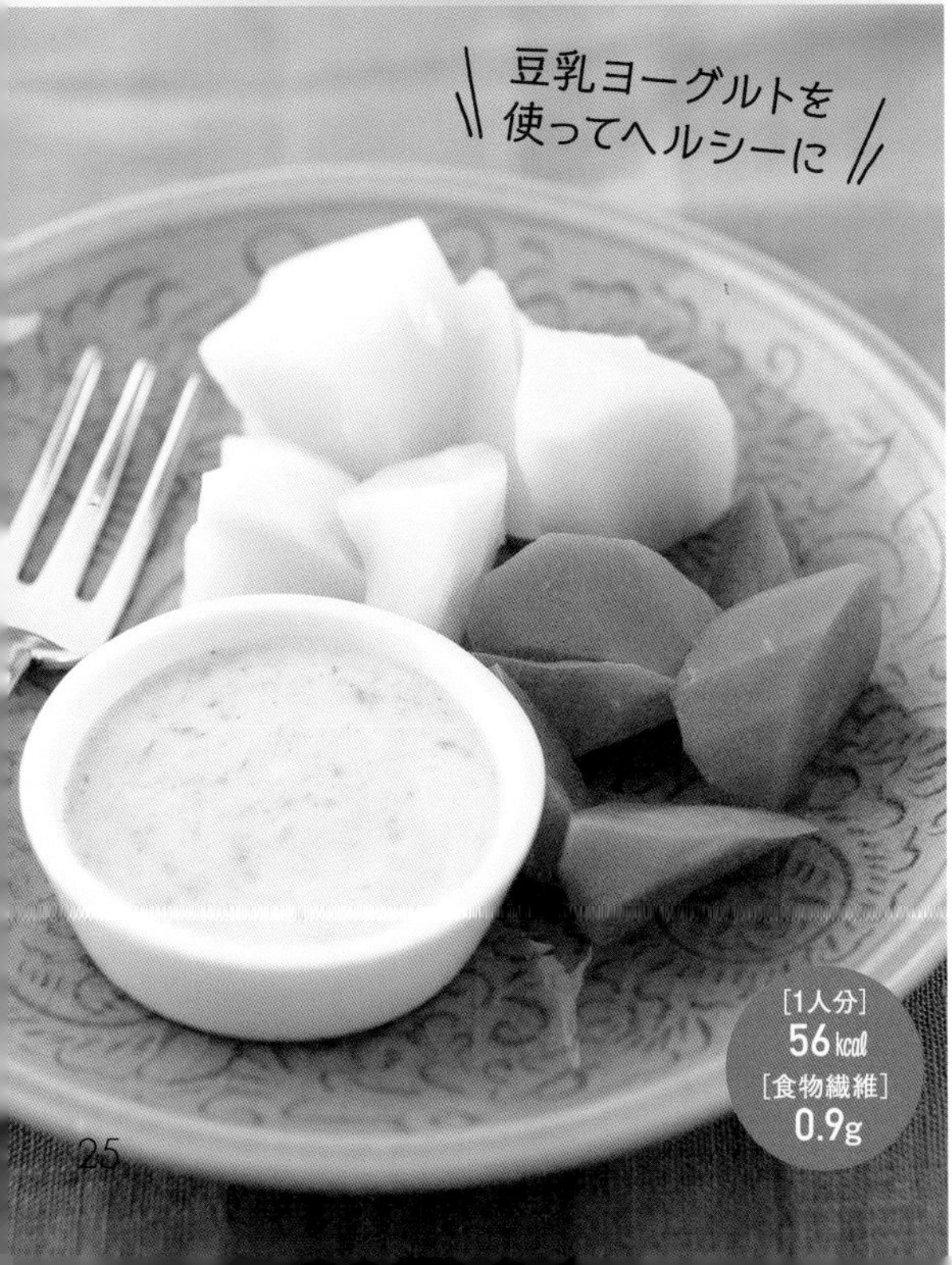
豆乳ヨーグルトを
使ってヘルシーに
[1人分]
56 kcal
[食物繊維]
0.9g

2
ねぎぬた

●材料（作りやすい分量）

「腸活みそやせ玉」……………… 1個
長ねぎ（5cm厚さの斜め切り）
……………………… 1本分（120g）
本みりん…………………… 大さじ1
酢……………………………… 小さじ2
ゆずの皮（せん切り）…………… 少々
青じそ（せん切り）………… 1/2枚分

●作り方

❶長ねぎを耐熱容器に入れ、ラップをかけて電子レンジで3分加熱する。
❷本みりんを耐熱容器に入れ、電子レンジで30秒加熱する。
❸②に**「腸活みそやせ玉」**と酢を加え、混ぜる。
❹①に③をかけ、あえる。
❺④を器に盛りつけ、ゆずと青じそを添える。

3
温野菜ディップ

●材料（作りやすい分量）

「腸活みそやせ玉」……………… 1個
豆乳ヨーグルト（プレーン・無糖）
………………………………… 大さじ3

●作り方

すべての材料を器に入れて混ぜ、じゃがいもやにんじんなどの温野菜につけていただく。

4 白菜とささみのサラダ風

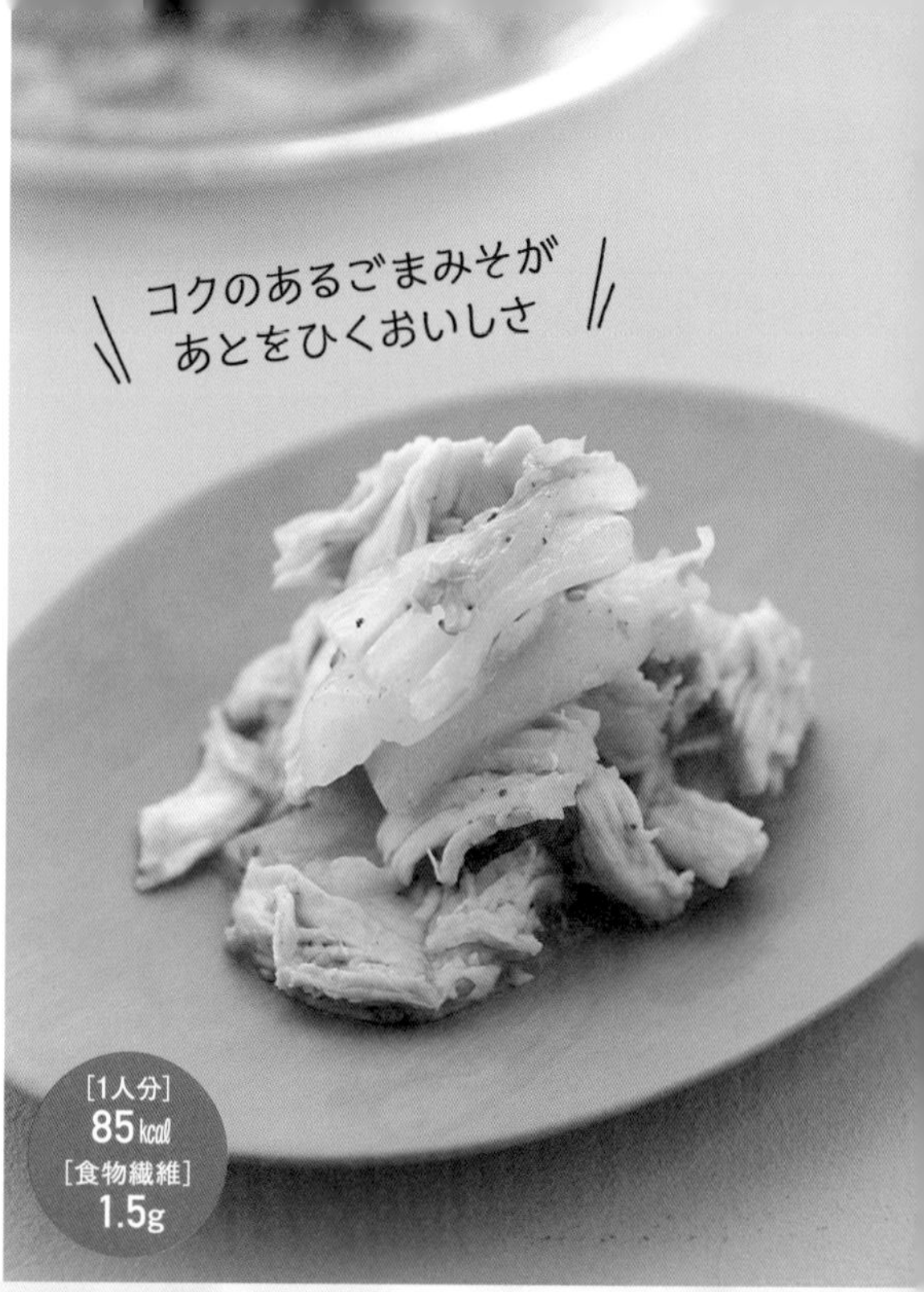

コクのあるごまみそが
あとをひくおいしさ
[1人分]
85kcal
[食物繊維]
1.5g

●材料（2人分）

「腸活みそやせ玉」……………… 1個

ささみ……………………… 2本（80g）

白菜（4㎝長さに切る）

…………………………… 2枚分（160g）

酒…………………………… 大さじ1

白いりごま ………………………少々

●**作り方**

❶ 白菜と筋を取ったささみを耐熱容器に入れ、酒をふりかけラップをし、電子レンジで5分加熱する。

❷ ささみをほぐし、①の蒸し汁で**「腸活みそやせ玉」**を溶かし混ぜる。

❸ 器に盛りつけ、ごまをふる。

5 あじのなめろう風

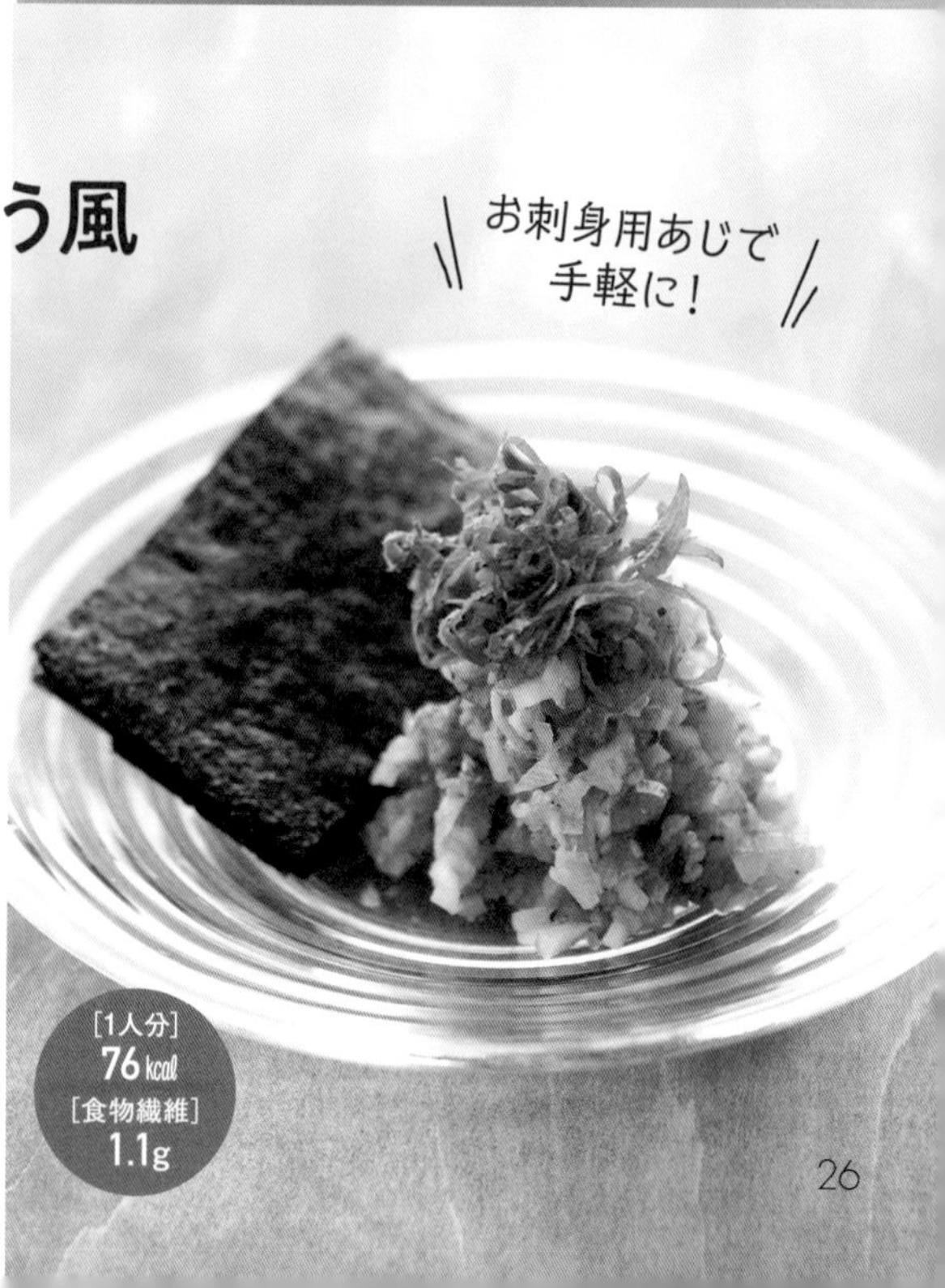

お刺身用あじで
手軽に！
[1人分]
76kcal
[食物繊維]
1.1g

●材料（1人分）

「腸活みそやせ玉」……………… 1個

あじ（刺身用）………… 1尾分（50g）

長ねぎ（みじん切り）… 1/4本分（30g）

しょうが（みじん切り）

……………………… 1かけ分（5g）

青じそ（せん切り）…………… 1枚分

のり（8つ切り）…………………… 8枚

●**作り方**

❶ あじを包丁で細かくたたく。

❷ ①に長ねぎ、しょうが、**「腸活みそやせ玉」**を加え、粘り気が出るまで混ぜるようにたたく。

❸ 器に盛り、のり、青じそを添える。

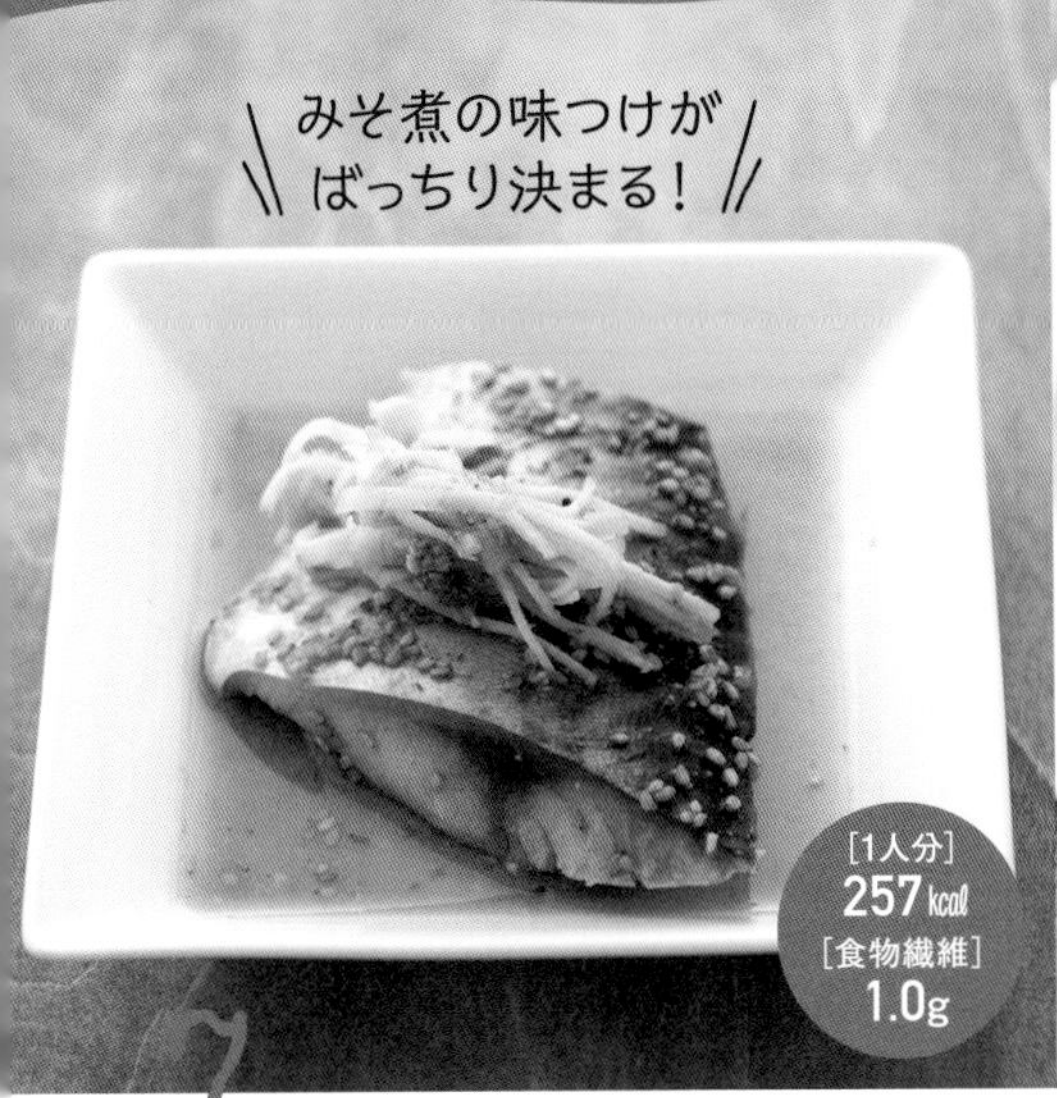

みそ煮の味つけが
ばっちり決まる!

［1人分］
257kcal
［食物繊維］
1.0g

7

さばみそのレンジ蒸し

●材料（1人分）

さば……1切れ（80g）
塩……少々
酒……大さじ1/2
しょうが（せん切り）……1かけ分（10g）
A（混ぜておく）
「腸活みそやせ玉」……1個
本みりん……小さじ1
しょうゆ……小さじ1/3
水……大さじ2

●作り方

❶さばに塩をふり10分おき、キッチンペーパーで水分と塩分をふき取り、皮に十字の切り目を入れる。
❷さばを耐熱容器に入れ、上から酒と**A**をかける。
❸②にしょうがを入れ、ふんわりとラップをかけ、電子レンジで2分加熱する。
❹電子レンジから取り出し、ラップをしたまま2分程度余熱で火を通す。

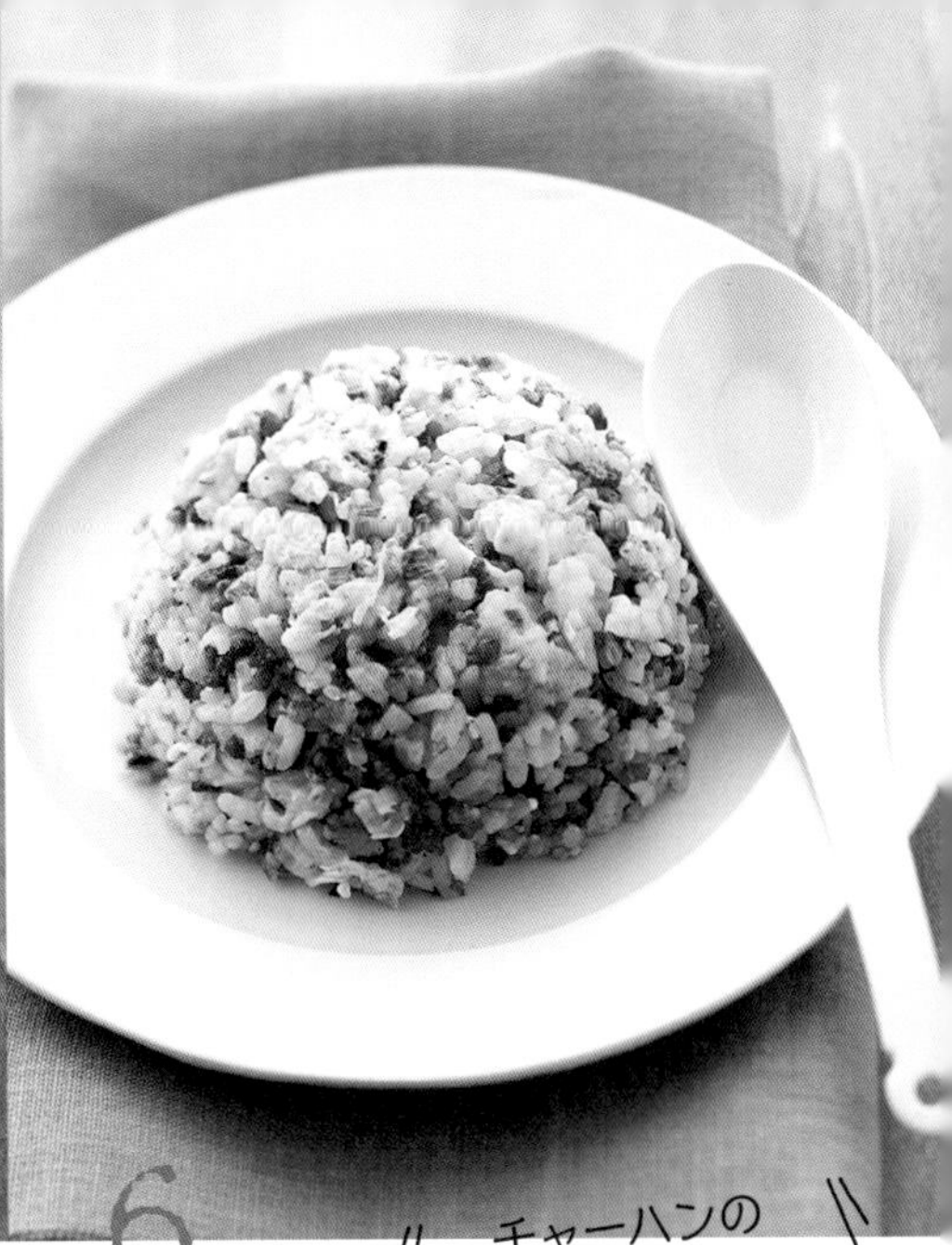

6

肉みそチャーハン

チャーハンの
素にもうってつけ!
コクがアップ

●材料（1人分）

「腸活みそやせ玉」……1個
合いびき肉……40g
温かいご飯……120g
にら……10g
溶き卵……1個分
ごま油……小さじ1

●作り方

❶フライパンにごま油（半分量）と溶き卵を入れて火にかけ、ふんわりと炒めて取り出す。
❷残りのごま油、合いびき肉、**「腸活みそやせ玉」**を入れて炒め、肉の色が変わったらみじん切りにしたにらとご飯を入れて炒める。
❸②に①を加えて混ぜる。

［1人分］
468kcal
［食物繊維］
2.8g

「善玉菌」「善玉菌のエサ」を変えて異なる「発酵玉」作り！腸にさまざまな刺激を与え続けよう

「善玉菌」の宝庫である「発酵食品」と、その善玉菌の「エサ」になる食物繊維やオリゴ糖たっぷりの「果物や野菜」の組み合わせで、いろいろな「発酵玉」が作れます。1種類だけでなく、数種類を食べることで、腸内細菌をしっかり増加できるので、好みのものを試してみてください。作りおきしておけば、料理のバリエーションが広がり、飽きずに続けることができます。

塩こうじ《「菌」》＋大根おろし《「エサ」》

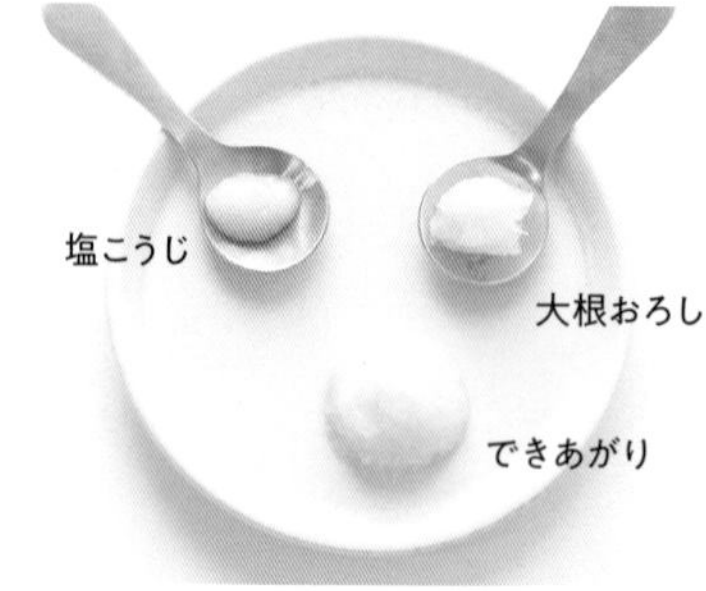
塩こうじ
大根おろし
できあがり

大根はオリゴ糖が豊富。お疲れの胃にもやさしく、消化を助けます。 P.66～

塩こうじ《「菌」》＋トマト水煮《「エサ」》

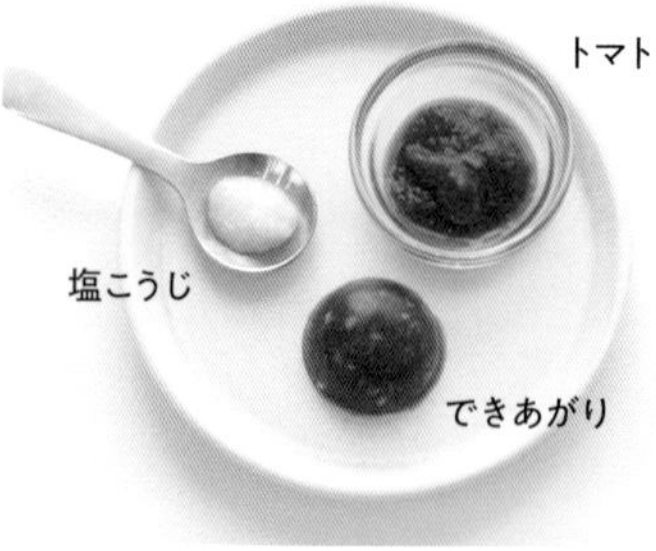
トマト
塩こうじ
できあがり

トマトには、抗酸化作用のある「リコピン」や疲労回復を助ける「クエン酸」が豊富。 P.70～

しょうゆこうじ《「菌」》＋すりおろしりんご《「エサ」》

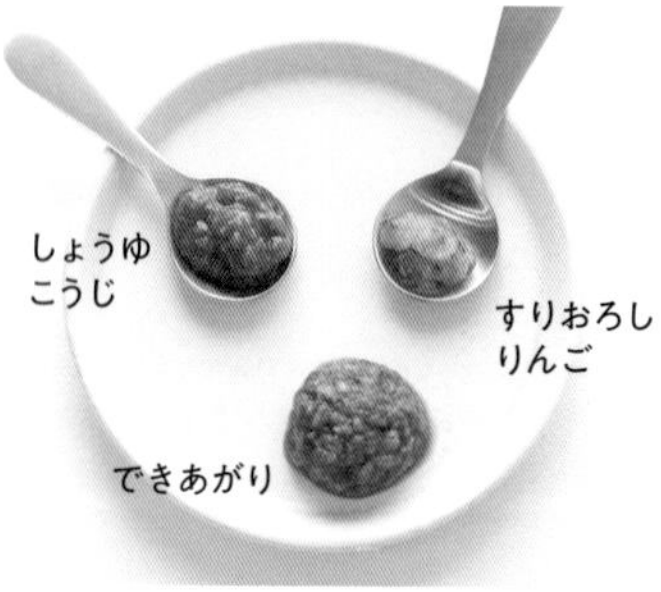
しょうゆ
こうじ
すりおろし
りんご
できあがり

食物繊維が豊富で抗酸化作用もあるりんご。さわやかな甘さで味にアクセント。 P.76～

「菌」　「菌」　「エサ」
甘酒＋みそ＋すりおろししょうが

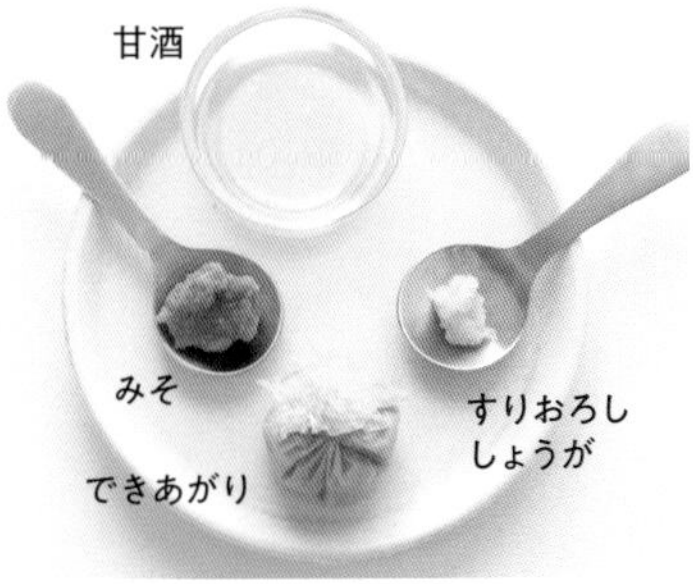
甘酒
みそ
すりおろし
しょうが
できあがり

しょうがには殺菌作用や胃腸の働きをよくする働きがあり、体を温めます。 P.92～

「菌」　「エサ」
しょうゆこうじ＋すりおろし玉ねぎ

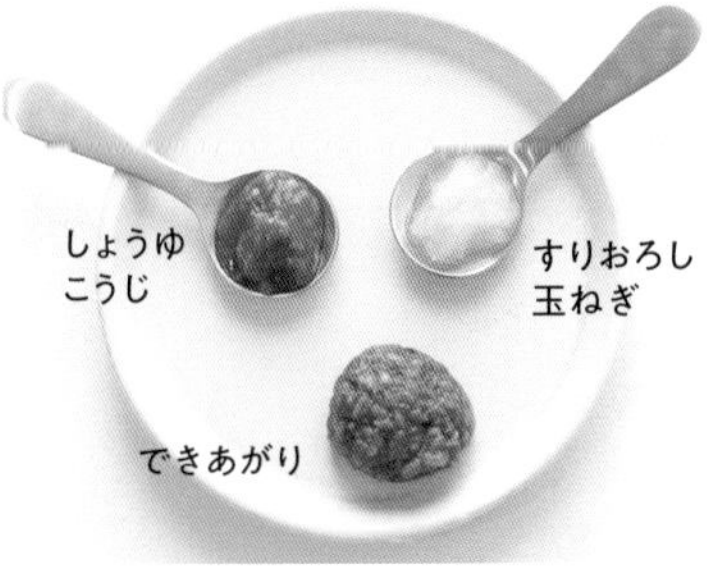
しょうゆ
こうじ
すりおろし
玉ねぎ
できあがり

玉ねぎには、オリゴ糖のほか動脈硬化や高血圧を予防する「硫化アリル」も。 P.80～

「菌」　「エサ」
甘酒＋かぼちゃ

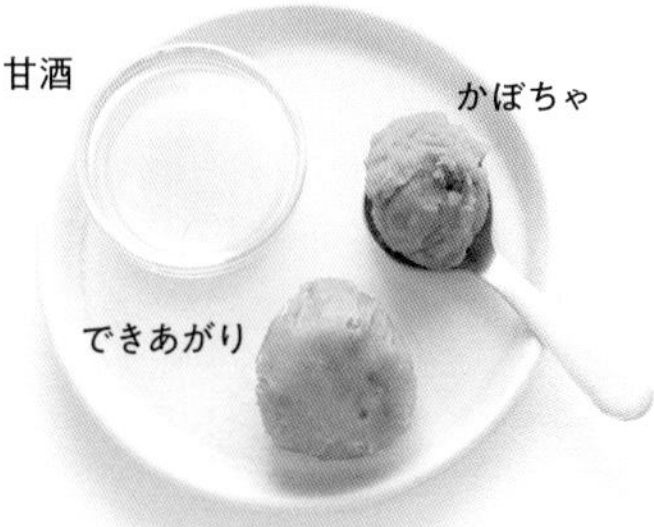
甘酒
かぼちゃ
できあがり

甘みがありおやつにも活躍。かぼちゃは抗酸化作用のある「β-カロテン」が豊富です。 P.96～

「菌」　「菌」　「エサ」
酒かす＋みそ＋みじん切りえのき

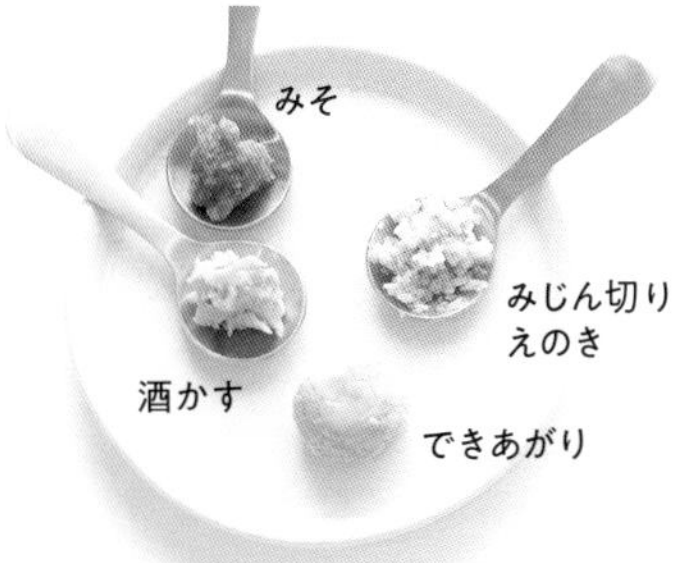
みそ
みじん切り
えのき
酒かす
できあがり

えのきには、代謝を促進する「ビタミンB_1」やイライラを緩和する「GABA」も。 P.84～

「菌」　「エサ」
酢＋すりおろしにんじん

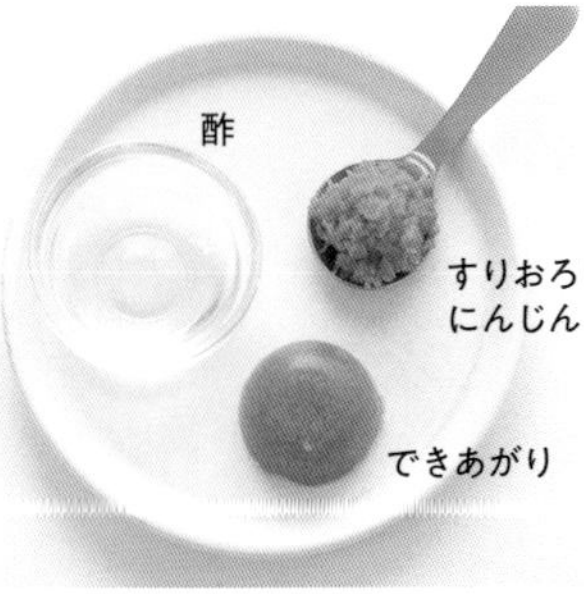
酢
すりおろし
にんじん
できあがり

腸内のビフィズス菌をふやす働きのあるにんじん。鮮やかな色で目にもおいしい。 P.100～

「菌」　「エサ」
酒かす＋はちみつ＋アーモンド

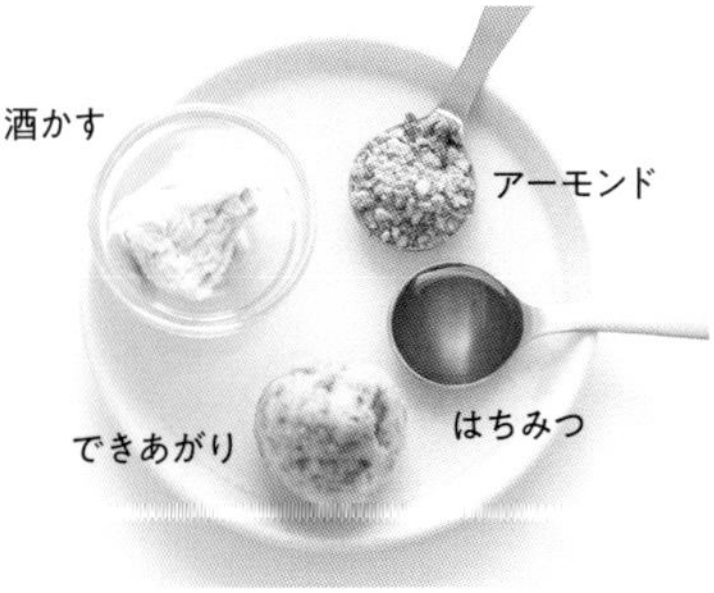
酒かす
アーモンド
はちみつ
できあがり

はちみつに含まれる「グルコン酸」は腸内のビフィズス菌をふやす働きがあります。 P.88～

 便秘も！ 料理のバリエーション不足も解消！ これらのレシピをPart4（P.61～）からご紹介します。

無理しないで楽しく続ける
加勢田式「やせ玉」ダイエット・３つのポイント

発酵食品を日常に取り入れることで、腸への意識を高めて食生活を整えるのが、「やせ玉ダイエット」。私が意識していた点をご紹介します。

１「やせ玉」を１日に１度、食事に取り入れる

前ページで紹介したように、本書ではいろいろな「やせ玉」をご紹介していますが、もっとも手軽なのは、溶かすだけのスープ。私が栄養管理のカウンセリングしているクライアントさんのなかには、大家族で暮らしている方もいますが、各自が「いつでも、好きなもの」をのめるように大量に冷凍しているのだそう。忙しいとついインスタントスープにたよってしまいがちですが、さまざまな「やせ玉」を用意しておけば、飽きずにスープが楽しめます。「ちょっと一品、欲しいんだけど」と思ったときにも、「やせ玉」があれば、いつものお刺身やサラダがおいしくなり、栄養的にもパワーアップ。食生活の改善は、１日１度は発酵食品を食べることが理想ですが、「やせ玉」があれば手軽です。

食べる時間はいつでもＯＫですが、おすすめはやはり、腸を活性化させたい「朝」です。

2 調味料選びを大切に

私の腸活セミナーでお伝えしていることのひとつに「調味料選びの大切さ」があります（くわしくは50ページ〜）。調味料には添加物が多く入っていることがあり、この添加物を「腸内細菌」は苦手とするので、毎日使用する調味料の添加物を減らすことがとても大切です（ドレッシングなどには乳化剤という腸で炎症を引き起こす添加物が含まれていることも）。つゆやたれ、ドレッシングといったものは、自宅でできるだけ手作りをしています。調味料を買う場合には、メーカーのホームページをチェックして、どういう作り方をされているかを見てから、の場合もあります。木桶などで作られた蔵の調味料を使用することにより、木桶にすみついている菌も取り入れられ、より多くの発酵菌を摂取することができます。

3 外食する場合も、〝やせ菌〟と〝やせエサ〟を意識する

忙しかったり、外食続きで毎日「やせ玉」を食べられないこともあります。外食したり、惣菜を買って帰る日も、「やせ菌」と「やせエサ」の組み合わせを意識するようにすればＯＫ。たとえばスーパーで惣菜を選ぶときも、「さばのみそ煮」に、「野菜サラダ」を。定食屋さんで食べるときは「酢の物」「ぬか漬け」といった発酵食品に、「きのこの煮びたし」といった食物繊維をプラス。今ではコンビニでも甘酒が売られていますから、アーモンドなどのおやつといっしょに食べるなどして、いつも「菌」と「エサ」を意識しています。

腸活コラム
❶

女性に人気の3つのフード
「腸活」に効く、効かない？

❶ ヨーグルトは植物性がおすすめ

腸内環境を整えるために、ヨーグルトを食べる方は多いと思います。しかし、経験上、ヨーグルトでお通じが劇的に改善できた方はあまり多くありません。「乳からできたヨーグルト」(動物性乳酸菌)は胃酸に弱く、ほとんどの菌が死んでから腸に届くため、腸を活性化しにくいようです。そこでおすすめするのが「豆乳ヨーグルト」。動物性乳酸菌よりも多くの菌が生きて腸まで届くといわれ、大豆イソフラボンが含まれているので女性ホルモンの働きをサポートします。低脂肪、高たんぱく質で消化に負担がかかりにくいのも高ポイントです。最近ではコンビニやスーパーでも売られています。

❷ スムージーは冷たすぎるのが✕

消化がよく食物繊維が豊富なスムージー。そんな一見、「腸活向き」のスムージーは、冷たいまま胃に入っていくため、腸を冷やしてしまうことに。冷えた内臓は動きが悪くなる可能性があるのでおすすめできません。野菜メインのスムージーなら、温めてポタージュ感覚でのむほうが腸にとってベター。

❸ 納豆はたれなしで

納豆には腸内のビフィズス菌をふやす「ビフィズス菌増殖因子」が含まれています。これにより腸内環境を整えてくれます。ただ、付属のたれには添加物がいっぱい！ この添加物が腸内細菌を減らしてしまうこともあります。食べるときは、無添加のしょうゆや酢、大根おろしなどで。

Part 2

「腸」を整える小さな心がけ

便秘の相談をたくさん受けてきましたが、
最近多いのは「糖質制限ダイエット」をしているケース。
主食であるお米や小麦を減らすと腸内細菌の
「エサ」や「量」が足りなくなって便秘になりやすいのです。
心身ともに不調をもたらす便秘。
その便秘の種類や改善する生活習慣についてお伝えします。

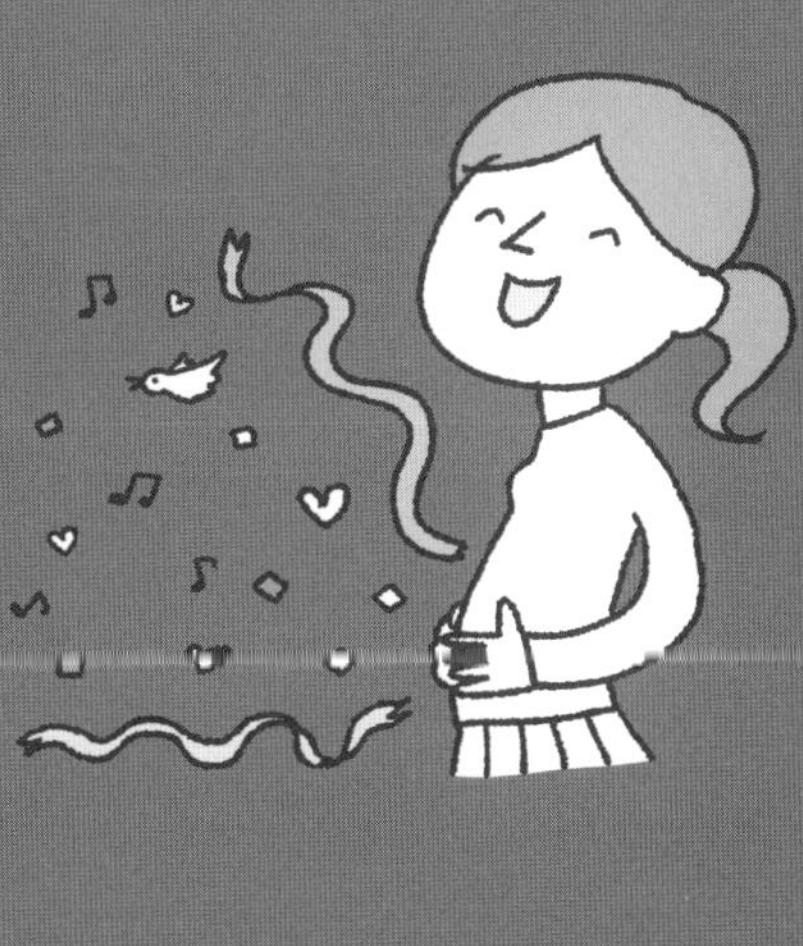

便秘の原因はスマホも一因？「〝片手〟食」「座りっぱなし」「夜更かし」の人は要注意

日本の人口のおよそ14％が便秘であるといわれています。しかし、便秘の自覚症状がない人や恥ずかしくて隠している人も含めると、その数はもっと多いのではないかと思います。これまで多くの食事指導をしましたが、女性たちの半数は「スッキリ出ない」ことに悩んでいる印象です。

私が最近感じるのは**「スマホ便秘」ともいうべき、スマホと便秘の関係性**。便秘改善には、食事、運動、睡眠が大切なポイントになりますが、スマホが少なからず関わっているように思えるのです。たとえば20代の事務職、Aさんの生活スタイルはこうです。

毎晩遅くまでスマホをいじっているので朝はスッキリ起きられず、朝食を抜いて出勤。ランチは「スマホ片手に食べられる」し、ダイエットをしたいからという理由で、コンビニのおにぎりやサンドイッチ1個をデスクですませるそう。休日も、パソコンやスマホを眺めながら、なんとなく一日が過ぎていくというのです。しっかりとした栄養がとれないと、便をつくる材料が不足して便通が滞りやすくなります。また、デスクワークが多かったり、運動習慣がないなど活動量が少ないと腸も活動不足に。また便は寝ているあいだにつくられて、朝起きたときに排便するスタンバイをしていますが、寝ている時間が短いと、その分、便をつくる時間が減ることにもなり、結果的に便秘につながるということが考えられます。

「腸」が引き起こすさまざまな不調

腸の状態は体だけでなく、メンタル面にも影響。「幸せホルモン」と呼ばれ、精神を安定させる働きのある神経伝達物質「セロトニン」の約90%が「腸」でつくられています。同じくストレスを低減するとされる神経伝達物質の「GABA」の産生にも腸内細菌が関わっています。つまり腸内環境が悪化し「セロトニン」や「GABA」の産生が下がると幸せ度も低くなり、ストレスを感じやすくなります。腸の健康が、人生の質までも左右する!?

体の不調

- □ 肩や首がこる
- □ 片頭痛がある
- □ 足がむくむ
- □ 体重が増えやすい
- □ 疲れやすい
- □ 体のほてりを感じる
- □ つねに体がだるい

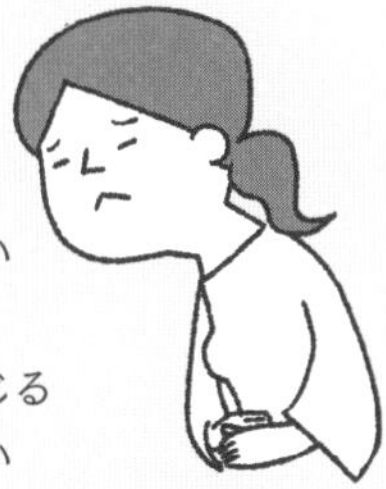

心の不調

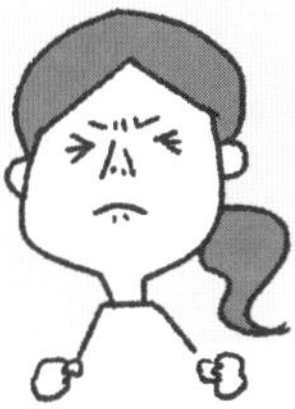

- □ 落ちこみやすい
- □ イライラしやすい
- □ 集中力が続かない
- □ 不安になりやすい

睡眠の悩み

- □ 眠りが浅い
- □ いつも眠い
- □ 寝つきが悪い

おなかの不調

- □ 便秘がち
- □ 便がかたい
- □ 便の量が少ない
- □ 便が細い
- □ 便がコロコロタイプ
- □ においが気になる
- □ 便秘薬をのまないと出ない
- □ 下痢をしやすい
- □ 痔になりやすい
- □ 旅行のときなど
  便秘や下痢になりやすい
- □ ガスがたまりやすい
- □ 電車に乗っていると急に
  おなかが痛くなるときがある
- □ ストレスがたまると
  おなかの調子が悪くなる
- □ 生理前に便秘や下痢になる

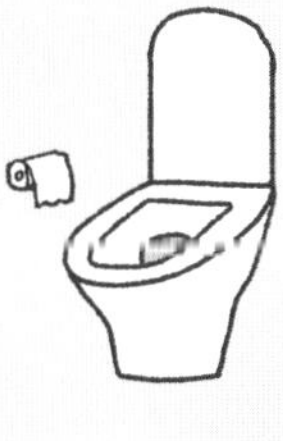

「たかが便秘」が怖い！
〝便秘腸〟の3タイプ

多少の個人差はあるものの、目安として3日に1度程度しかお通じがこない人は、便秘が常習になった「便秘腸」（私が行っているセミナー等では、わかりやすくこう表現しています）の可能性があります。老廃物をためこんでしまうのでやせにくいだけでなく、老廃物から出る毒素により肌あれやイライラなど健康全般にマイナスに。この「便秘腸」には大きく分けて3つのタイプがあります。

❶腸の動きが悪いタイプ

筋肉不足や虚弱体質により、便を外に送り出せない状態。ダイエットで食事を減らしている人にも起こりやすくなります。

❷ストレスが原因のタイプ

ストレスを感じることにより、腸の動きが不規則に。食後におなかが痛くなったり、突然激しい便意を感じたりすることがあります。

❸便意をがまんすることで引き起こされるタイプ

直腸に便意が送りこまれているにもかかわらず、がまんすると、便意を感じにくくなり、便秘になります。

まずは、自分のタイプを知ることが解消の一歩。なお、人によっては複数のタイプを持っている

「便秘腸」のタイプはおもに3つ

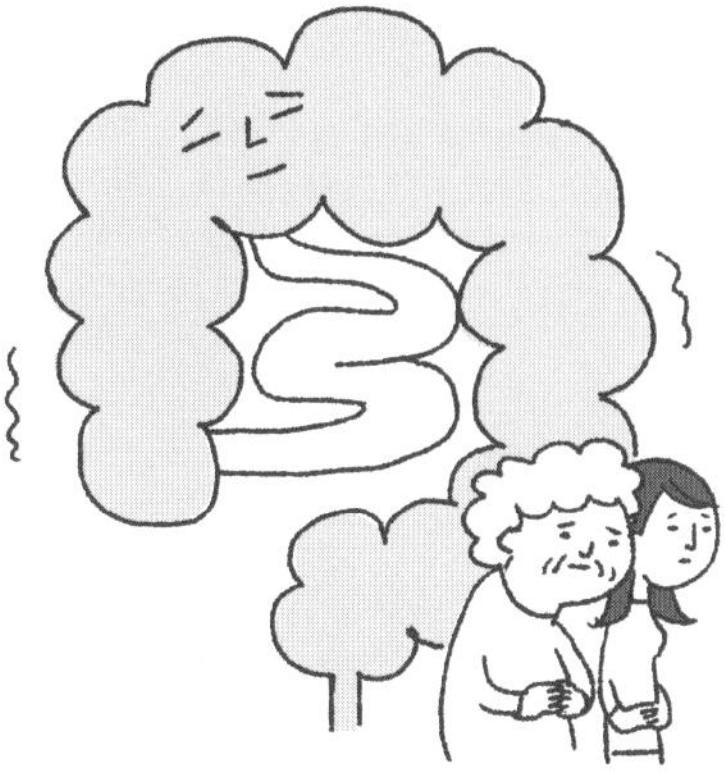

1 腸の動き自体が悪い

腸の働きが悪く、便を送りこむ腸管運動が弱くなっている状態。腹部が張っても便意がなかなか起こらない。筋肉が少ない女性や高齢者に多いタイプ。おなかのマッサージやウォーキングなどを行って腸に刺激を与えるのも一助に。

2 ストレスがある

自律神経が乱れるために腸が緊張し、うまく機能せず便秘に。「けいれん性便秘」と呼ばれることも。下痢と便秘をくりかえす人も多い。アルコールやコーヒーを避けたり、リラックスできる時間を持てるようにするのもおすすめ。

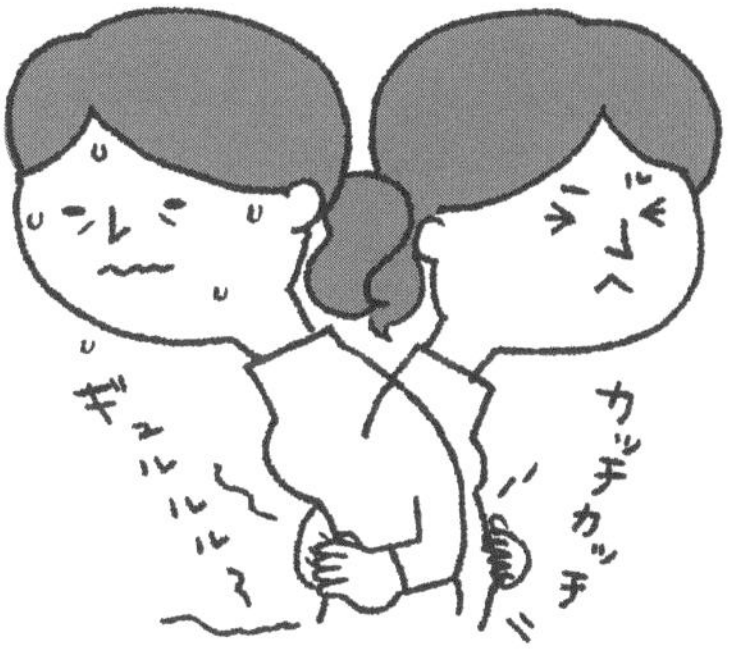

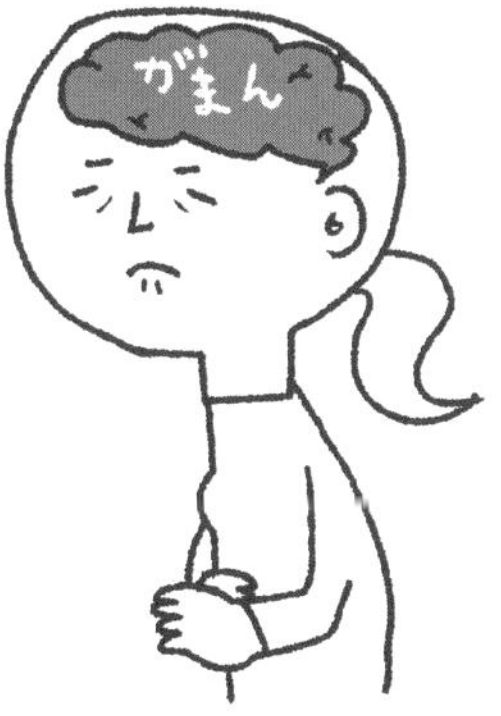

3 便意をがまんし直腸の感覚が鈍くなっている

便意は直腸が便による圧の刺激を大脳に伝えて起こる。便意をがまんし続けるとこの刺激を直腸が感じにくくなり、便意そのものが起こりにくくなってしまう。朝にトイレに行く時間をとり、水分をしっかりとる工夫を。

場合もあります。

便秘になると、腸内の「悪玉菌」が増えてしまいます。それは前ページのいずれのタイプの便秘でも同じです。「悪玉菌」は肥満を促すよう働くと考えられています。たとえば「悪玉菌」が多くなることで、食べ物をすみやかにエネルギーに変えて消費したり、代謝がスムーズに行われなくなってしまいます。

このため、余分なエネルギーが脂肪になり、体にたくわえられてしまうというわけです。肥満の人の腸内には悪玉菌が多いという研究報告もあります。

便秘の人は、たんに便が排泄されないために体重が減らないということではなく、腸の中で悪玉菌が増えることにより、やせにくく太りやすい体質になってしまうのです。

それだけではありません。「悪玉菌」はたんぱく質を分解して、便やおならの悪臭のもとにもなっている腐敗物質をつくります。その腐敗物質からはアンモニアやアミン、硫化水素などの有害物質や、発がん性物質が発生し、腸から血液に取りこまれ全身をめぐってしまうのです。その結果、疲労や肌あれなどの不調につながるほか、大腸がんなどの怖い病気のリスクを高める恐れも。

こうなると、もはやおなかの中だけの問題ではありません。たかが便秘などと言っていられなくなりますね。

さらに腸内環境が悪化すると、免疫力も低下してしまうことがわかっています。

免疫とは外から入ってくる異物を追い出したり退治したりして体を病気から守る、もともと体内に備わっているシステムです。そして腸には大きな免疫組織が存在しており「腸管免疫」と呼ばれています。「悪玉菌」が優勢になると、この「腸管免疫」の働きが低下し、風邪などの感染症や、アレルギーといった、免疫に関わる病気にかかるリスクが高くなってしまいます。

左のチェックポイントは、「たかが便秘」とは見逃せない「危険な便秘」のサイン。便秘には命の危険に関わる大きな病気の兆候が隠れている場合があります。知っておくことで病気を未然に防ぐことができます。

危険な便秘チェック

- □ 生活習慣に変化がないのに、急に便秘になった
- □ 激しい腹痛や発熱、吐き気がある
- □ 便秘が急にひどくなった
- □ 便に血や粘液が混ざっている
- □ 食生活を改善しても便秘が解消されない
- □ 黒い便や白い便が出る
- □ 細い便や平べったい便が出るようになった
- □ 強くいきんでも、うまく出ず残便感がある

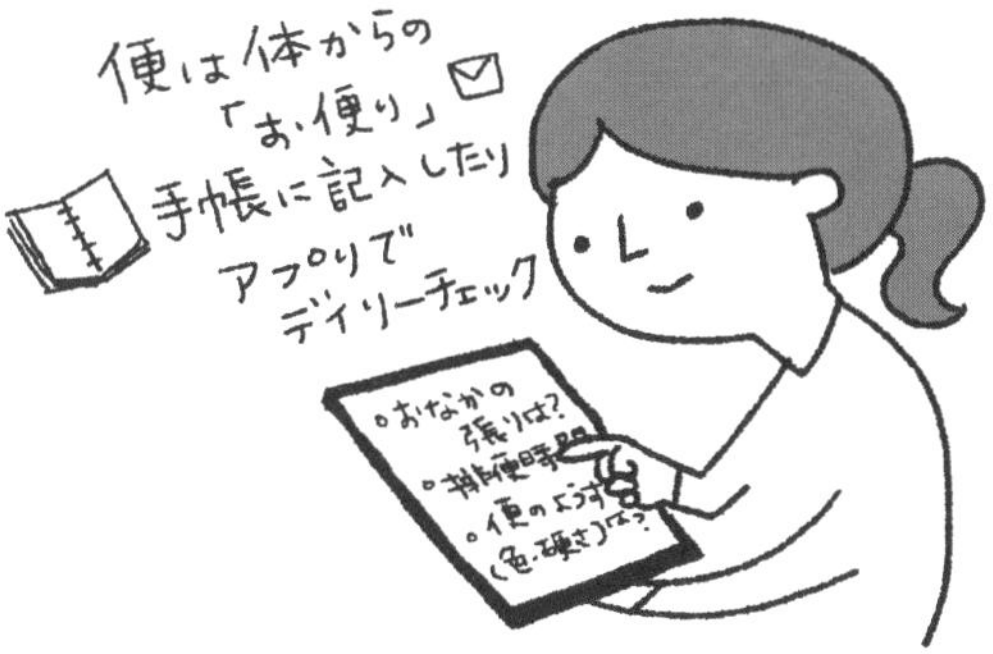
便は体からの
「お便り」
手帳に記入したり
アプリで
デイリーチェック
おなかの
張りは?

便通をセルフチェックできる専用アプリはいろいろ出ているので（「ウンログ」、「便秘スッキリカレンダー」、「お通じチェッカー」など）活用してみましょう。

腸内環境を整える9つのチェックポイント

「腸によい生活」はむずかしいことではありません。食事や運動、睡眠など、日々のルーティンを少し見直すだけでOK。「善玉菌」が増えるのに適した腸内環境へと近づくだけでなく、心身全体がすこやかに整います。続けるほどに、おなかも気分もスッキリしてくるはずです。

❶朝、コップ1杯の水を

排便のリズムをつくるには、朝できるだけ腸が動きやすい環境をつくることが大事です。効果てきめんなのが起きてすぐ水を飲むこと。腸が刺激されてトイレに行きたくなってきます。

❷トイレタイムは決まった時間に

朝食後、「そんなに行きたくないかな」と思ってもトイレへ。出ても出なくても3分は座りましょう。続けることで脳が「排便の時間だ」と認識し、座れば便意をもよおすように。

❸水を1日1.2ℓのむ

健康状態がよいときの便はその8割程度が水分です。また、人は1日に2.5※ℓの水分が必要とい

※「健康のため水を飲もう推進運動」/厚生労働省のデータより

われています。１日の食事中から１ℓ、体内で作られる水分が0.3ℓ、体内の水分量を保つために残りの1.2ℓを水分として摂取することがおすすめ。こまめに分けてのんでもＯＫです。

❹ 野菜を両手の平２杯以上分食べる

腸のことを考えるなら副菜の野菜もたっぷりと。食物繊維は腸内細菌のエサとなるだけでなく、便のカサが増して自然なお通じを促すのにも役立ちます。１日３５０ｇが目安といわれていますが、これはだいたい生野菜で、手の平３杯以上の量になります。量が多くて食べきれない人も多いので、まずは２杯分を目安に。ゆでたり蒸したりなど加熱すればカサが減るので食べやすくなります。

❺ 小麦製品はひかえる

いっぽう、ひかえるほうがよい食品もあります。小麦製品に多く含まれるグルテンもそのひとつ。グルテンとは小麦やライ麦などの穀物から生成されるたんぱく質の一種です。

このグルテンを消化しにくいグルテン不耐症や、遅延性のアレルギーを持っている人も多いといわれています。

腸の消化吸収機能や免疫機能が乱れるもとになるので、できるだけグルテンフリーを心がけて。

❻朝食を意識してとる

便秘改善、そして腸内環境を整えるのに朝食抜きはご法度《はっと》。腸が便を外に送り出す動き（ぜん動）は、朝の時間帯に活発になりやすいことがわかっています。朝食を食べることで腸が刺激され、便を一気に押し出す大ぜん動が起こりやすくなります。便秘の人ほど、朝食を意識して。

❼よく噛んで食べる

噛む回数を多くすれば食べたものが小さくなり、唾液による消化が十分行われるので胃腸の負担が減ります。また、満腹感が得られやすく食べすぎ防止にも。目安として、ひと口につき30回は噛むようにするとよいでしょう。

❽1日20分以上の早歩き&タオルで簡単エクササイズ

腸に刺激を与えるには運動も効果的です。とくにウォーキングなどの足を使う運動は、腹筋や腸腰筋《ちょうようきん》といったおなかまわりの筋肉が動き腸への刺激になるほか、自律神経が整って腸のぜん動運動の〝スイッチ〟が入りやすくなります。こうした効果を得るには少し汗ばむ程度の運動が必要で、おすすめは20分程度の早歩きです。

歩くことに加え、腸を動きやすくするエクササイズも日課にすればさらに効果的です。

じつは大腸の中で、とくに便の滞りやすい場所は左右の肋骨の下と、同じく左右の腸骨（腰骨）

の上です。そこをやさしく圧迫すると刺激となり、便が押し出されやすくなります。

効果的に行うには丸めたバスタオルがお役立ち。椅子に座って太ももの上に置き、滞りやすい場所を突くようにしてぐーっと、痛気持ちよい程度の強さで押し当てます。

そのまま20秒、上半身を前に倒します。これを左右のおなか、それぞれ10回ずつを1セットとして、1日2セット行いましょう。

時間にしてたった5分程度、これだけでがんこな便秘が治った！　という声も聞きます。

❾寝不足は太る！　睡眠時間は十分に

十分な睡眠がとれないと、体の修復機能が追いつかないことや自律神経の乱れを起こしやすくなることから、腸の消化吸収の働きにも悪影響が。

また、ホルモン分泌の面でもダイエットに不利に働き、やせにくい体になってしまいます。たとえばレプチンという食欲を抑えるホルモンは、睡眠時間が短いと分泌が減少し、逆に食欲を高めるホルモンであるグレリンは、睡眠時間が短いと分泌がふえることがわかっています。十分な睡眠がとれていないと食欲が増してしまい、太りやすくなってしまうというわけです。

アメリカの研究で、睡眠時間が5時間未満の人は7時間以上の人に比べ、肥満になる確率が60%以上高くなるという報告もあります。やせやすい体のためには7時間程度の睡眠時間を確保することが望ましいといえます。

腸活コラム ❷

「腸活」を通じてなりたい自分へ！

「腸活」についての講演会を行うときに、受講生の方に書いてもらうのが下記のような「腸を整えたら叶えたいこと」。腸の調子が悪いことで、前向きになれない、なんとなくくすぶった気分を抱えている女性たちが多くいるのです。最近の研究では腸は肉体的な病気に限らず、メンタルヘルスにまで影響を与える可能性があることがわかりました。「腸活」を通じてどんな自分になりたいのか、どんな暮らしを手に入れたいのか。「腸活の先」をイメージすることで、さらに「腸活」のモチベーションがアップするのです。

❶ 今、どんな体の不調、問題を抱えていますか？

❷ 改善したいことはなんですか？

❸ どのような自分だったら最高ですか？

Part 3

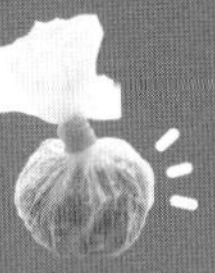

腸が喜ぶ食事、泣く食事

私が主宰する「日本腸内環境食育推進協会」でご紹介している「腸活食」には2つのポイントがあります。

ひとつめが和食を中心とした食事スタイルの推奨。

そして、体にいい調味料、発酵食品を選んで普段の食事に積極的に取り入れること。

「やせ玉」とともに、腸を意識した食習慣を実践してみてください。

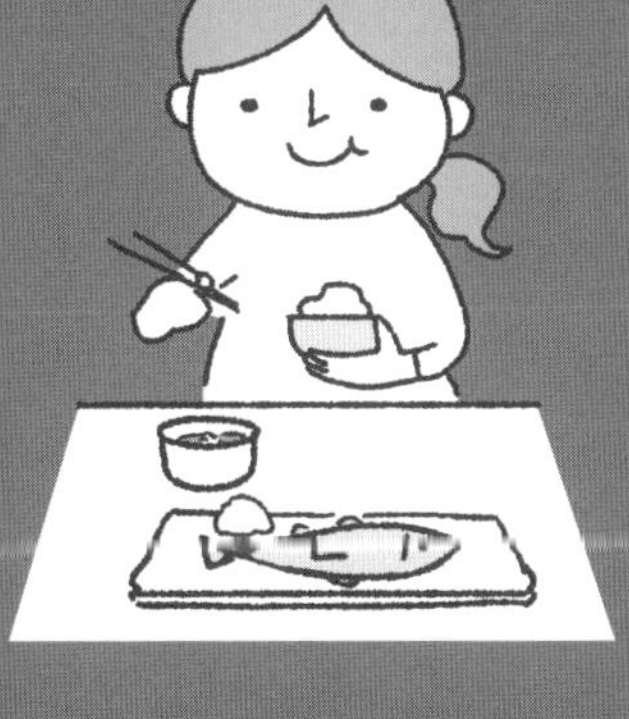

「まごわやさしい」で腸が喜ぶ食事を

腸内環境を整える食事は、「栄養バランスがよい」ことが基本中の基本です。

体に必要な栄養をまんべんなく摂取できる食事のキーワードに「まごわやさしい」があります。世界でも健康によいと認められた和食でよく使われる食材の、最初の文字を覚えやすく並べたものです。

ま 大豆、あずきなど豆類のこと。たんぱく質が豊富

ご ごま、ナッツ、クルミ、アーモンドのこと。不飽和脂肪酸やビタミンEが豊富

わ わかめ、昆布、のりなどのこと。カルシウム、食物繊維が豊富

や 野菜、根菜のこと。β-カロテン、ビタミンC、食物繊維が豊富

さ 魚のこと。たんぱく質やオメガ3脂肪酸が豊富

し しいたけ、しめじなどきのこ類のこと。食物繊維が豊富

い じゃがいも、さつまいもなどいも類のこと。食物繊維、炭水化物が豊富

これら7品目の食材をまんべんなく取り入れれば、自然に栄養バランスが整い、腸をすこやか

「腸にいい」基本の食事スタイル

野菜のおかず

野菜に含まれる食物繊維には腸内細菌のエサが豊富。ごぼう、れんこんなどの根菜類は消化が悪いので火をよく通して。

たんぱく質のおかず

肉・魚・卵・豆・豆製品のおかずを一品。腸のためには赤身の肉（牛肉や豚肉）はひかえめに。

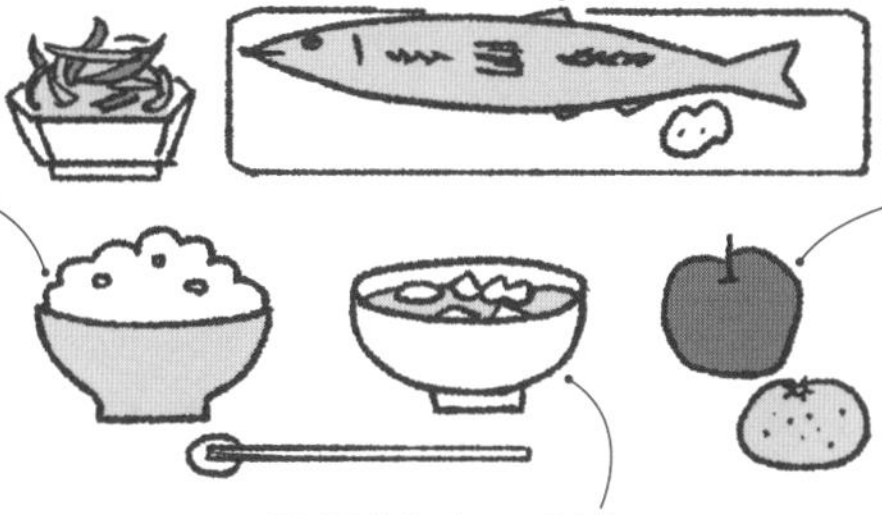

ご飯（米）

腸内細菌のエサになる米が主食としてはベスト。パンやパスタなどの小麦粉から作られた主食はひかえめに。

果物

朝に１回、にぎりこぶし１個分の量を目安に。体を冷やしやすい南国系のフルーツは避ける。

具だくさんみそ汁

具だくさんにすることで腸内細菌のエサと菌をセットに。1日１～２回。

に整えるメニューになります。家庭料理にも取り入れやすく、ご飯によく合うものばかり。私もできるだけ毎日とるようにしています。

栄養バランスのよい食事をとる近道は、「主食・主菜・副菜」を意識した献立選びです。米を中心とした主食、魚や肉、豆類といったたんぱく源となる主菜、そして野菜を中心とした副菜です。

これらに、腸内細菌のエサになる食物繊維や発酵食品を積極的に取り入れれば、「腸が喜ぶ食事」に。善玉菌がふえて腸内環境が整います。

たとえばみそ汁を具だくさんにするだけで、野菜の食物繊維をたっぷりとることができ、便通改善や食べすぎを防ぐ効果があります。

なお、果物はビタミンCの補給源になりますが、糖分も多いので、エネルギー消費がしやすい朝に食べるのがおすすめです。

「ヤセ菌」「デブ菌」という言葉を聞いたことがあるでしょうか。いわゆる「ヤセ菌」とは「バクテロイデス門」の「バクテロイデス属」に属する日和見菌で、活性化すると「短鎖脂肪酸」という物質をつくり出します。短鎖脂肪酸とは体内の脂肪を燃焼させたり、脂肪を蓄えにくくしたりする働きがあり、体内でたくさん作り出されれば、無理なく健康的に体重を減らすことができるといわれています。

そして「デブ菌」とは、その名前のごとく、太ってしまうもとになる「フィミクテス門」という腸内細菌のことです。最近の研究では、この「ヤセ菌」が多いか「デブ菌」が多いかで、脂肪の増え方が1.5倍も違ってくるとか。でも、「体質」だからとあきらめるのは、まちがいなのだそう。食生活を見直せば「ヤセ菌」がしだいに優勢になるといわれています。

基本原則は、善玉菌を増やせば、「ヤセ菌」が増え、悪玉菌が増えれば「デブ菌」が増える、ということ。そこで、おすすめなのが〝食事のバランスをチェックする習慣をつける〟。

左でご紹介しているのは、私が使っているシートです。朝・昼・夜の3食のうち、1食は発酵食品や食物繊維たっぷりの和食を取り入れます。そして「たんぱく質のおかず」「野菜」「そのほか」（海藻やフルーツなどのデザート）をしっかり食べているかチェックを。洋食や中華といった食事になった場合も、「たんぱく質」「野菜」をとり、炭水化物や糖分、油分に偏らないように注意します。あわせて摂取した水分量と便通もメモ。腸内環境をサポートする手助けとしています。

「食事＆水分バランス」をシートでチェック

朝（　：　）

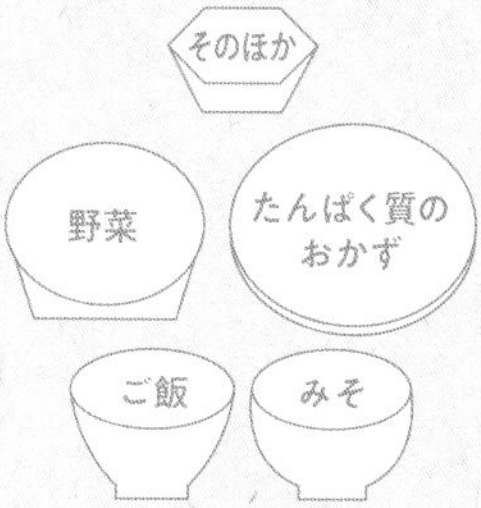
そのほか
野菜
たんぱく質の
おかず
ご飯
みそ

昼（　：　）

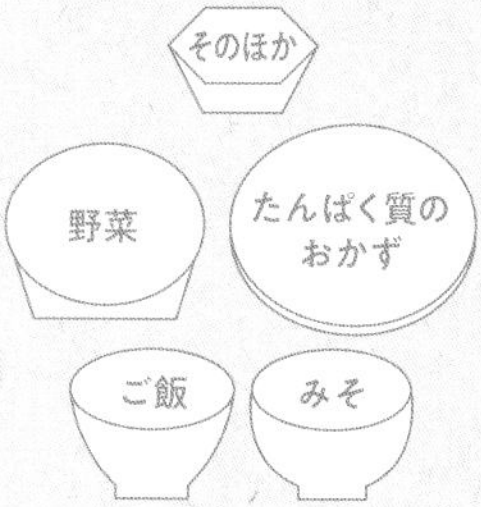
そのほか
野菜
たんぱく質の
おかず
ご飯
みそ

夜（　：　）

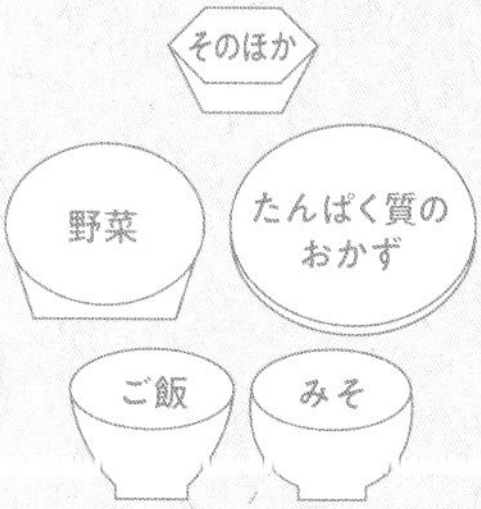
そのほか
野菜
たんぱく質の
おかず
ご飯
みそ

水分

① ② ③ ④ ⑤ ⑥ ⑦ ⑧ ⑨ ⑩

※150mℓで
ひとつ

便通

①（　：　）
コメント

②（　：　）
コメント

③（　：　）
コメント

Check

- □ 朝１杯の水をのんだ
- □ 朝３分トイレに座った
- □ みそ汁を１杯以上のんだ
- □ 水を１ℓ以上のんだ
- □ 小麦製品をひかえた
- □ 野菜を両手手の平２杯分以上食べた
- □ １日７時間以上の睡眠をとった
- □ 20分以上の早歩きをした
- □ 甘酒を100mℓ以上のんだ

記録することで継続につながり、体調の変化にも気づきやすくなります。食事や水分がとれていたらこのシートを参考にチェック＆食べたものを書きこんでみましょう。お通じは時間と便のようすなど気になったことをメモしましょう。

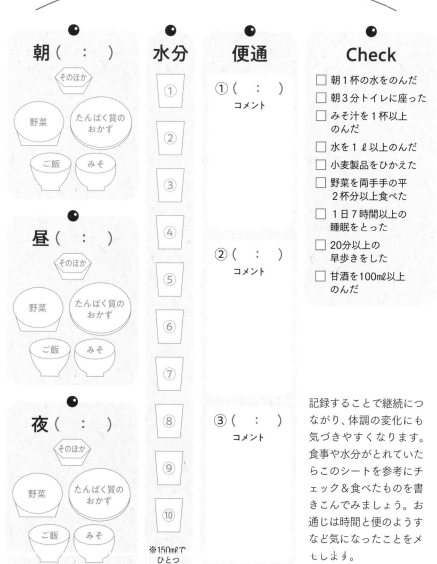

すこやかな「腸活」のために毎日とりたい「腸にやさしい」調味料・食材の選び方

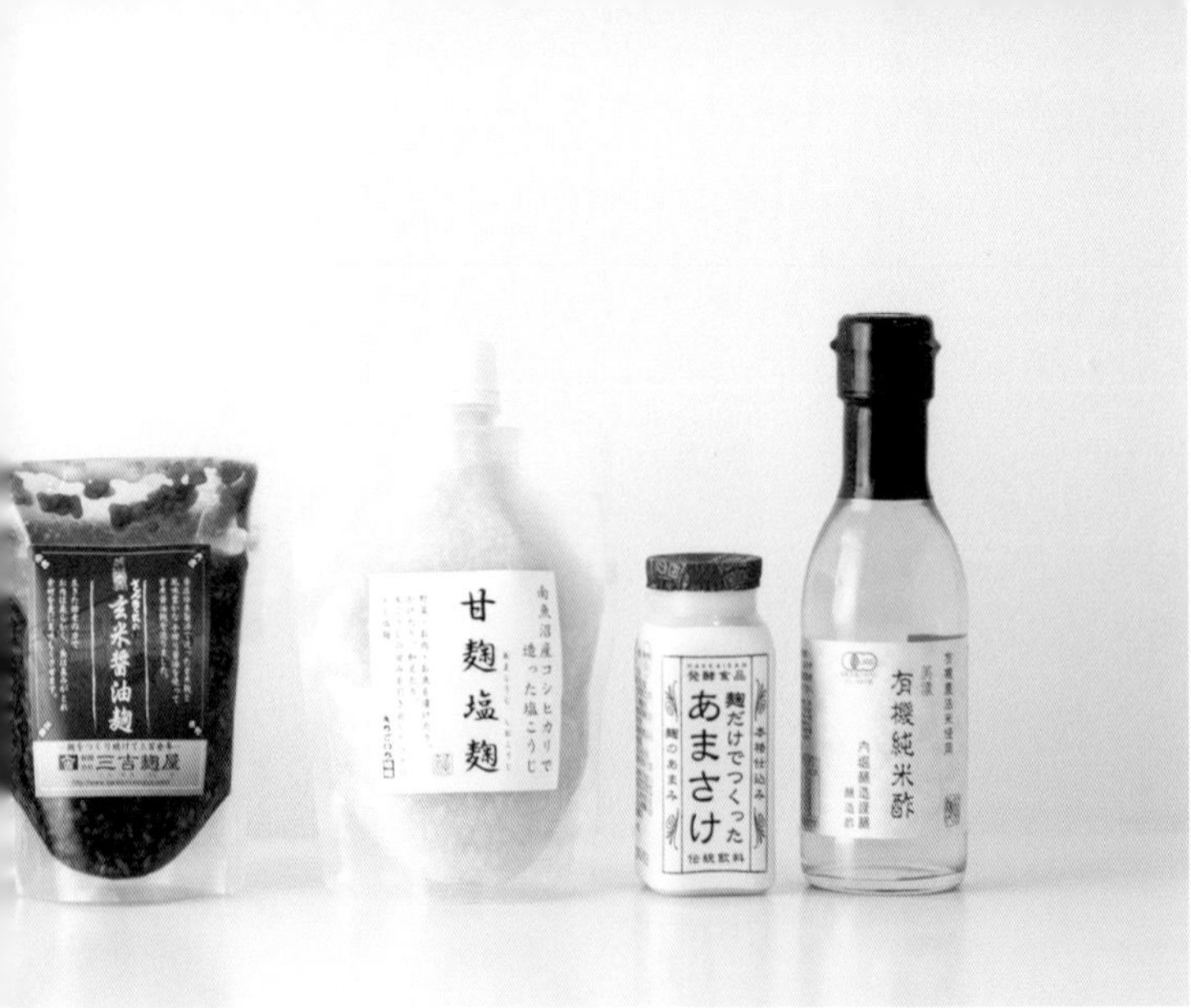

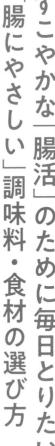

調味料を選ぶときは、添加物をできるだけ使わず、伝統製法でつくられているものを。自然にじっくり発酵させることで、腸内環境を整える菌や栄養素がふんだんに。味もまろやかでおいしい。

しょうゆやみそ、酢などの、日本の伝統的な調味料の多くは発酵食品です。こうじ菌や酵母などのさまざまな菌や、腸内環境を整える成分、またビタミンやミネラル、アミノ酸も豊富に含まれています。

発酵は冷蔵庫のない時代、保存性を高める知恵として発達した技術。時間をかけて菌の力を引き出すのが伝統的な製法です。今は量産化が進む一方、製造期間が短縮されるため、菌のパワーは伝統製法ほど期待できず、保存料などの添加物が入っていると、腸の吸収力が低下するといわれています。

また、人工的な味つけは糖質や塩分も多く味覚を鈍らせるともいわれています。原材料の表記をしっかり見て、昔ながらの製法で作られている、添加物不使用のものを選ぶのが賢明です。

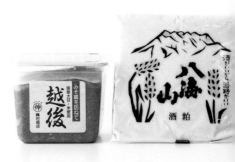

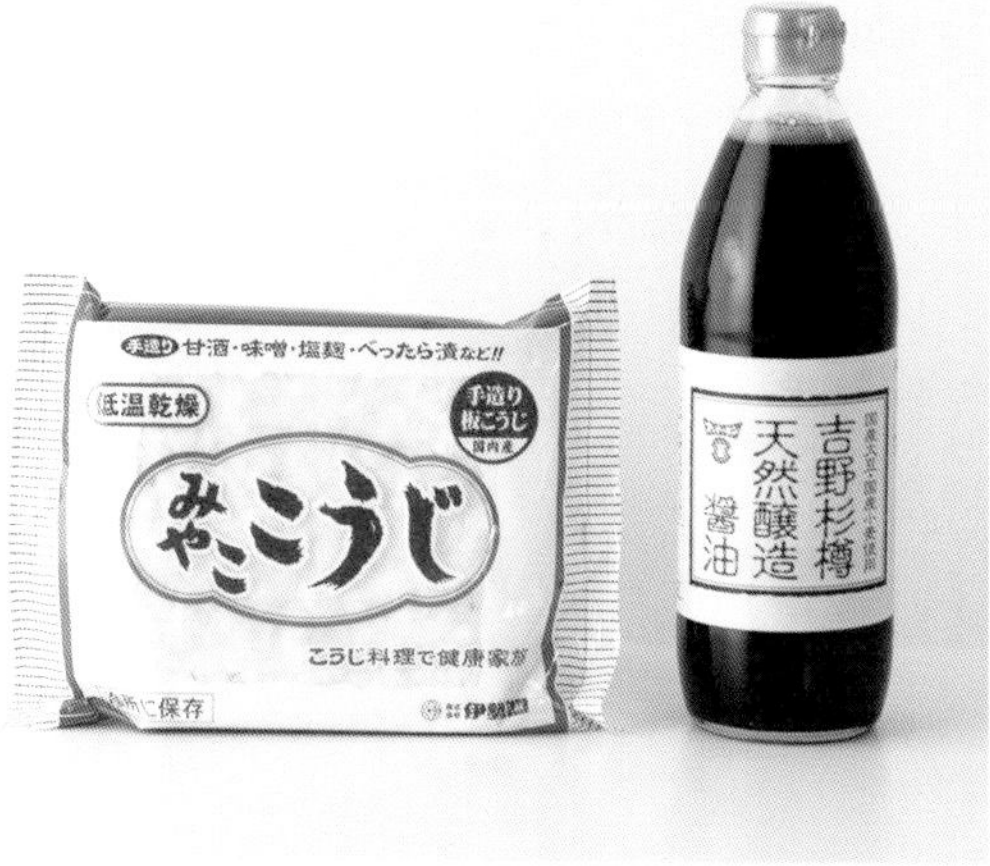

しょうゆ

日本の食卓にもっとも身近な調味料

今や和食だけでなく、あらゆる料理で大活躍のしょうゆは、日本の食卓に不可欠な存在。大豆とこうじを発酵・熟成させてつくります。独特の香りやうまみも発酵のたまもの。

伝統製法では大きな木樽で長期間こうじを寝かせ、発酵を促しますが、じつはこの木樽は何十年という長いあいだ使い続けることで、体にとって有用な菌が数多くすみついており、醸造元や産地によるうまみや香りの個性の決め手にもなっています。

酢

米のみを原料にした米酢がおすすめ

酢はアルコールを発酵させる過程で酢酸菌という菌の力によりつくられます。この発酵パワーにより、酢は腸の善玉菌を増やすといわれているほか、腸のぜん動運動も促すので、便秘改善の強い味方。食用酢には米酢、穀物酢、果実酢などがありますが、腸活には米のみを原料とした伝統製法による米酢がおすすめ。米を自然発酵することで酒になり、そこからさらに酢酸菌による発酵が進んで酢になります。熟成期間をおくことで、まろやかさや味わいも格別に。

みそ

日本の暮らしに欠かせない伝統食

みそは大豆を主原料とし、麦や米などからつくったこうじで発酵させてつくります。伝統製法ではしょうゆや酒と同じように木の樽で発酵させ長期間寝かせて熟成させます。これによりじっくりと体によい菌や成分がふえ、うまみや味わいも豊かになります。また大豆を発酵させることでアミノ酸やビタミン類も豊富。製法や熟成時間の違いなどで「赤みそ」「白みそ」があり、赤みそのほうが長期間熟成させるために塩分が高くコクもあります。

みその味は、食塩とこうじの量で決まる

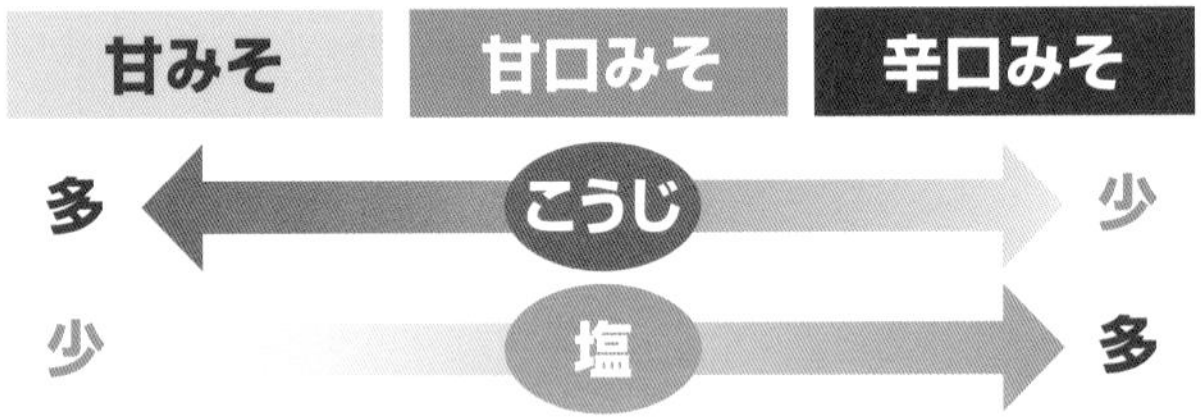

みそは甘口、辛口というように味によって分類されます。辛さの加減の決め手は「食塩」の量ですが、「こうじ歩合」によっても変わります。「こうじ歩合」とは大豆に対してのこうじの比率。「こうじ歩合」の高いほうが甘口です。

酒かす

米由来のアミノ酸やビタミンが豊富

酒かすは日本酒をつくる過程でできる副産物で、アミノ酸や食物繊維、ビタミンといった米由来の栄養が含まれています。

かす汁や自家製甘酒をつくったり、近年では手作りスイーツに風味や甘みをつけるために加えたり、といった使い方も人気です。

酒かすはスーパーでも手軽に入手できますが、加熱処理されており酵母が死んでいるものがほとんどなので、酒蔵のある酒屋などでよりフレッシュなものを選ぶのが「腸活」にはベターです。

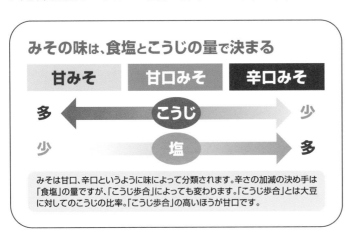

甘酒

自然な甘さで手軽に栄養補給も

甘酒の原料は米。酒かす（52ページ参照）に甘みを加えてつくる酒かすの甘酒と、米とこうじを発酵させてつくるこうじの甘酒がありますが、酒かすの甘酒にはアルコール分があり、市販品には砂糖が添加されているものが多く、糖分やカロリーが高め。こうじの甘酒はノンアルコールで、こうじの消化酵素により米のでんぷんがブドウ糖に分解された自然な甘み。食欲不振時のエネルギー補給も手軽にできます。腸に届きやすい植物性乳酸菌も豊富。

甘酒とは

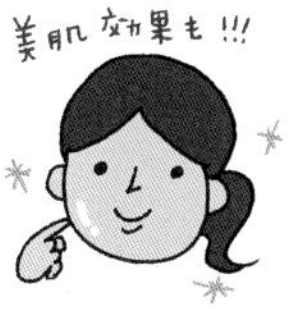

こうじの甘酒（ノンアルコール）

米こうじ → **甘酒**

おもな栄養成分

炭水化物、ビタミンB_1・B_2・B_6、たんぱく質、葉酸、パントテン酸など

酒かすの甘酒（アルコール入り）

酒かす ＋ **砂糖** → **甘酒**

おもな栄養成分

炭水化物、ビタミンB_1・B_2・B_6、たんぱく質、葉酸、β-グルカン、有機酸、ペプチド、アミノ酸など

塩こうじ

発酵の力で食材のうまみを引き出す

塩こうじは文字どおり、塩とこうじでつくられます。こうじは蒸した穀類や豆類に、こうじ菌（コウジカビともいう）を繁殖させたもの。素材のうまみを引き出したりやわらかくしたりする力があり、魚や肉の下味つけや野菜の漬け物、汁物や煮物の仕上げなど、さまざまな料理に使えます。こうじにはそのほかにもビタミンや食物繊維など、腸によいものがたくさん。原料が塩とこうじのみで、添加物が極力入っていないものを選びましょう。

しょうゆこうじ

深い香りとコクでかけてもつけてもOK

　しょうゆこうじは、米こうじをしょうゆに漬けて熟成・発酵させた調味料です。コクがあり、大豆成分のうまみが強く、香ばしさも特徴。味つけの仕上げにお役立ちのほか、つけだれやディップとしても使える万能調味料で、しょうゆよりも減塩になるのでヘルシーと人気です。植物性乳酸菌やビタミンが豊富で、腸内環境を整える働きも注目されています。市販品もありますが、しょうゆとこうじがあれば自宅で簡単に手作りできるのもうれしいですね。

腸にいい！

おすすめの手作り調味料①

しょうゆこうじの作り方（作りやすい分量）

1

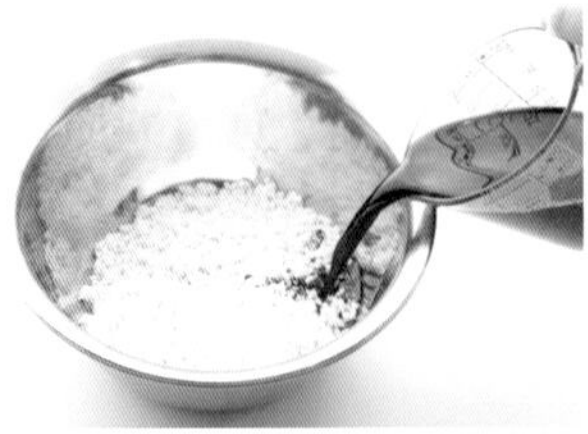

材料は米こうじとしょうゆだけ

ボウルを用意し、米こうじ200ｇをほぐし、しょうゆ200㎖を注ぐ。しょうゆはできれば無添加のものを選ぶのがおすすめ。

2

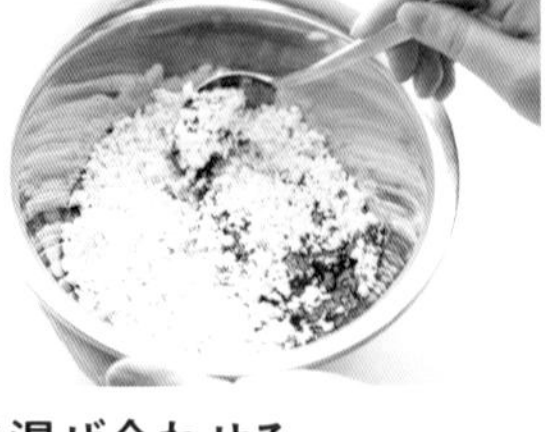

よく混ぜ合わせる

スプーンなどでよく混ぜ合わせる。こうじに空気を送りこむようにし、まんべんなく混ぜ合わせるのがコツ。

3

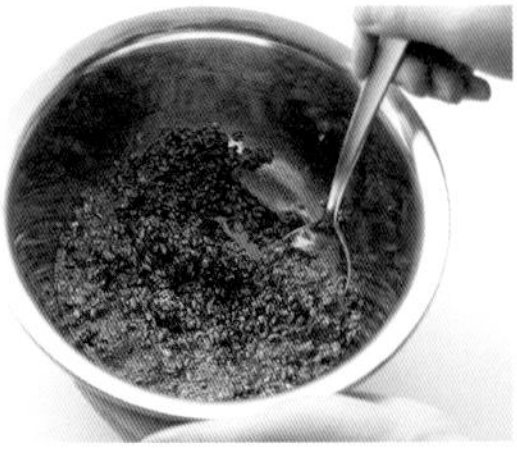

1日1回混ぜ合わせて発酵させる

保存容器に移しゆるめにふたをして室温で保存。1日1回スプーンでよくかき混ぜる。

4

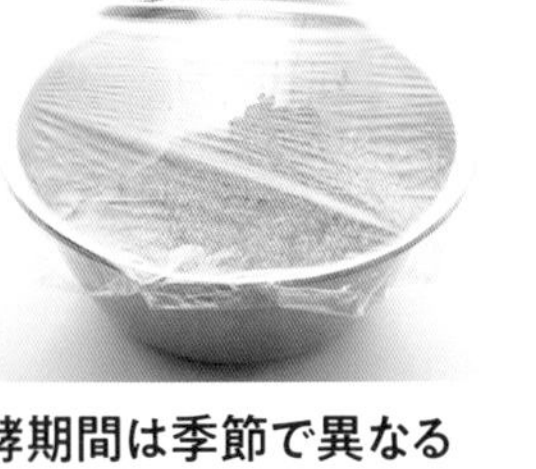

発酵期間は季節で異なる

発酵期間の目安は春と秋は7～10日、夏は5～7日、冬は10～12日と季節で異なる。発酵後は冷蔵庫で保存を。日持ちは約3か月。

しょうゆこうじを使ったおかずのヒント

しょうゆこうじのツナふりかけ

●材料（作りやすい分量）
ツナ水煮缶……小２缶（70ｇ程度×２缶）
ちりめんじゃこ…………………大さじ１
しょうゆこうじ…………大さじ１と1/2
ごま油………………………………小さじ２

●作り方
❶ツナ缶の水気をよくきる。
❷鍋にごま油を中火で熱し、①をほぐしながら３～４分炒める。
❸②にちりめんじゃこ、しょうゆこうじを加え、さっと炒める。

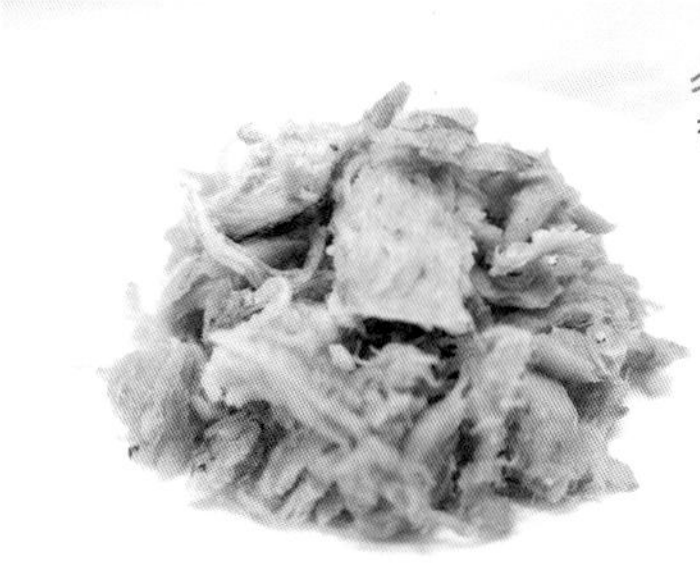

香ばしさと
うまみが
格段に上がる！
炒め物に加えても！
お弁当にも！

しょうゆこうじの鶏ハム

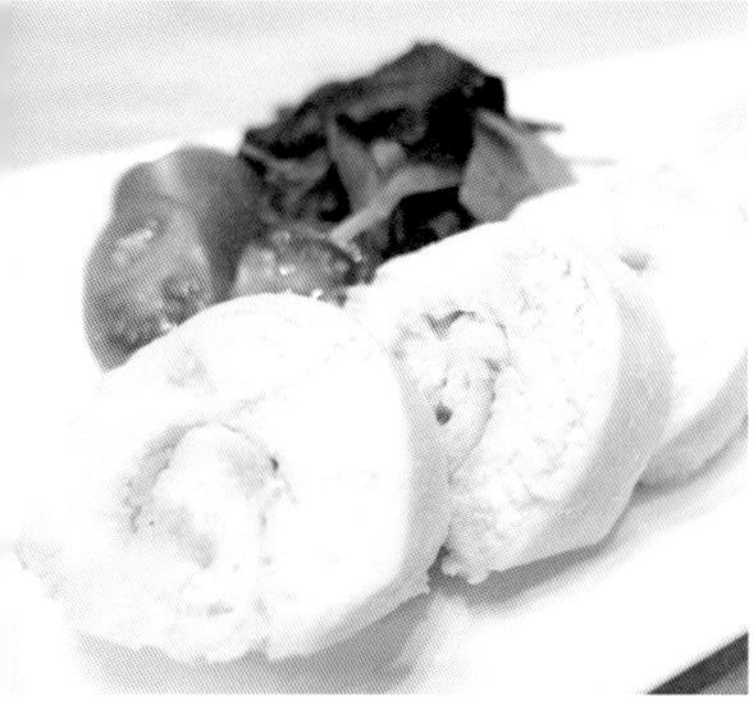

●材料（作りやすい分量）
鶏むね肉…………………… １枚（200g）
しょうゆこうじ…… 大さじ１と1/2

淡白な鶏むね肉を
うまみが包む……
味つけはこれひとつでOK

●作り方
❶鶏むね肉の皮を取り、観音開きにする。
❷①にしょうゆこうじを塗りこみ、ラップをして冷蔵庫でひと晩程度寝かせる。
❸②を端からロール状に巻き、ラップでキャンディのように包む。お湯が入らないように何重にもしっかり巻く。
❹沸騰したお湯にラップごと③を入れ、５分ゆで、火を止める。
❺お湯に入れたまま40分程度放置し、お湯から出す。
❻粗熱がとれたらラップをはずし、食べやすい大きさに切る。

塩こうじやしょうゆこうじ、甘酒は、塩やしょうゆと、砂糖のかわりに使うことが可能。うまみが増すだけでなく、減塩にもつながります。

塩こうじ		しょうゆこうじ		米こうじの甘酒	
塩	**塩こうじ**	**しょうゆ**	**しょうゆこうじ**	**砂糖**	**米こうじの甘酒**
小さじ１	小さじ２	小さじ１	小さじ１	小さじ1	大さじ1
塩分6g	塩分1.0g	塩分１g	塩分0.5g		

※分量は目安です。商品によって塩や砂糖の分量が異なります。

腸にいい！

おすすめの手作り調味料②

「三五八漬け」で善玉菌を活性化

三五八漬けとは福島県、山形県、秋田県などに昔から伝わるこうじ漬けのこと。食塩、こうじ、米を3：5：8の割合で混ぜ合わせたこうじ床が「三五八漬け」の由来です。ぬか漬けのようにしょっちゅう混ぜる手間もなく、ぬか漬けよりも短い漬け時間であっさりとした漬け物ができあがります。

「塩こうじに比べて塩分が少ない」「ぬか漬けより管理がラク」「こうじのパワーで肉や魚のうまみがアップ」などのメリットが。野菜ではアボカド、ミニトマト、きゅうり、にんじん、玉ねぎ、キャベツ、セロリ、かぶなどをさっと漬けるだけで、即席漬けに。ゆで卵を漬けたり、炒め物の塩のかわりやスープの素がわりなど、調味料として常備しておくと便利です。こうじに含まれる食物繊維やオリゴ糖が腸内環境を整え、便秘解消が期待できます。

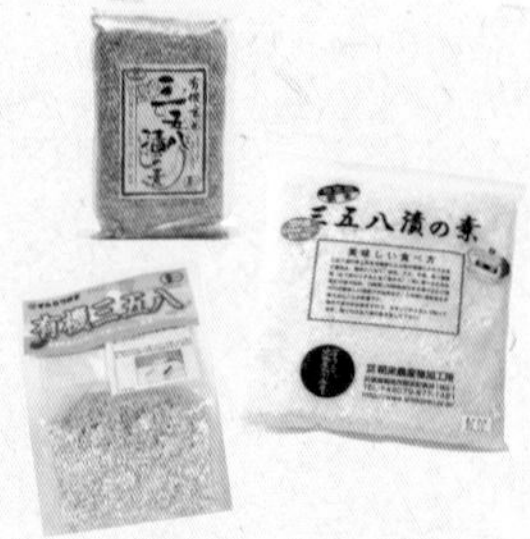

市販の「三五八漬けの素」を利用するのがおすすめ。水を混ぜて、食材をもみこむだけでおいしい発酵おかずの完成。肉や魚は4～5時間を目安に漬けこんで。最初は水を加えてもゴワゴワとした状態だが、食材から出る水分や発酵が進むことによりやわらかい「床」に。

三五八漬けを使ったおかずのヒント

腸内環境を整える食物繊維が豊富なアボカドを浅漬け感覚で！

アボカドの三五八漬け

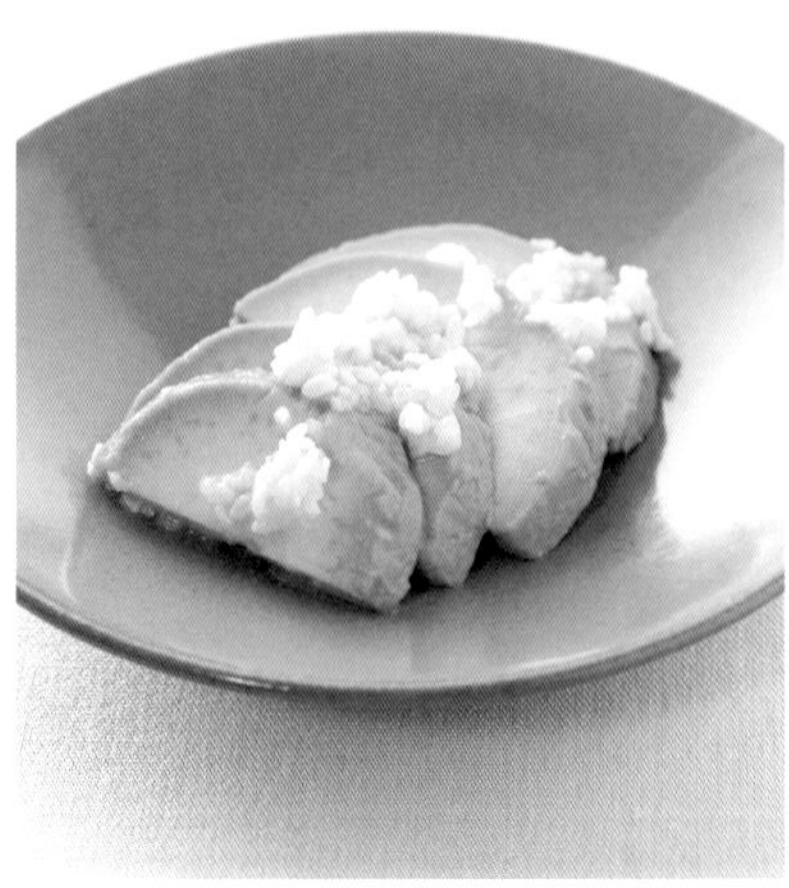

●**材料**（作りやすい分量）

アボカド……1個
三五八漬け……大さじ１と1/2
水……大さじ１と1/2

●**作り方**

❶アボカドは縦にぐるっと包丁を入れ、ひねって２つに分ける。たねを取って皮をむき、横半分に切る。
❷ボウルに三五八漬けと水を入れて混ぜる。
❸アボカドに②を塗りこむ。
❹密閉袋に入れて、冷蔵庫で１～２時間漬け、食べやすく切っていただく。

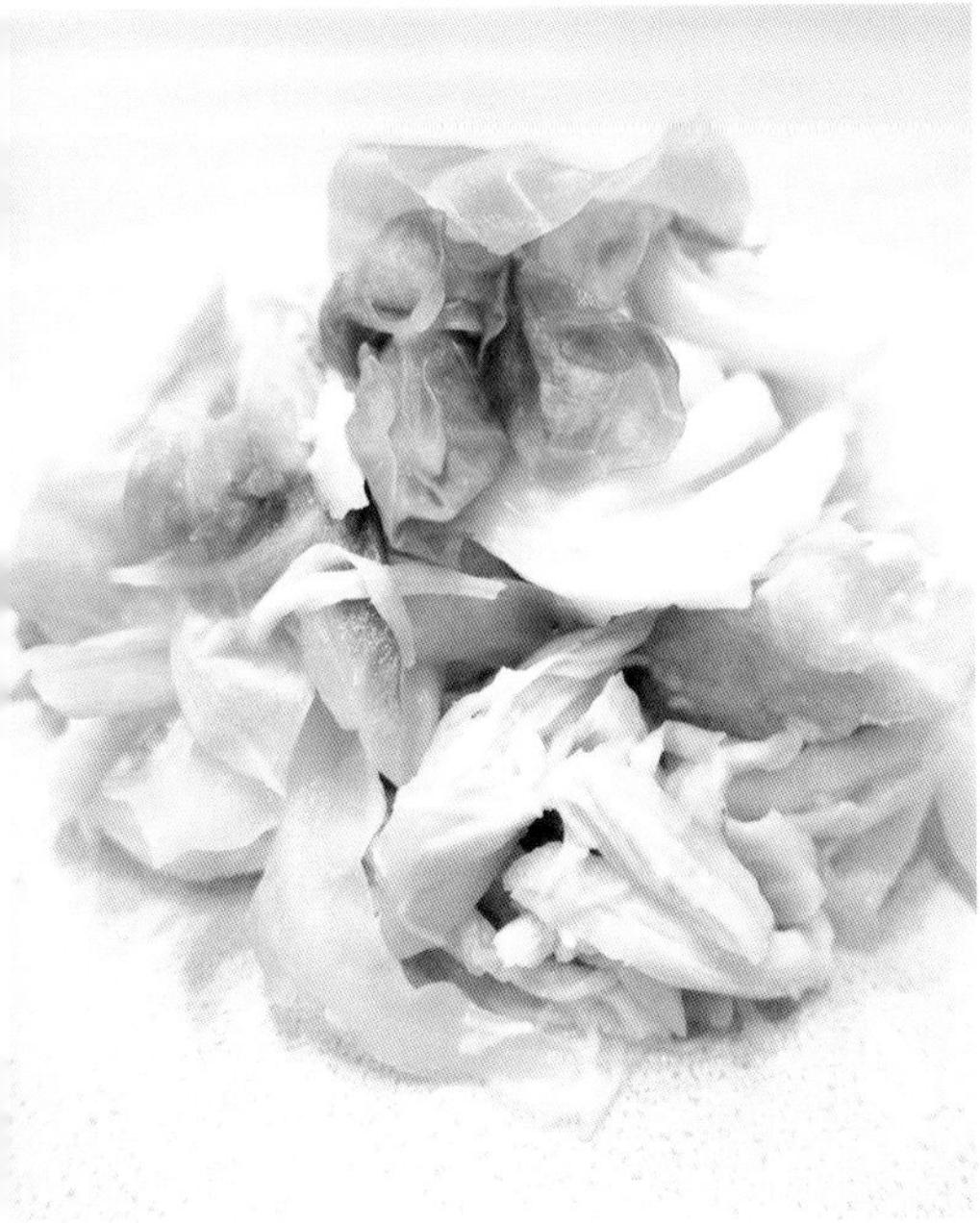

淡泊なささみを味わい深く！
低カロリーなダイエットおかず

鶏ささみとキャベツの三五八レンジ蒸し

●材料（2人分）

三五八漬け……………………………30g
ささみ…………………………3本（120g）
キャベツ（5cm長さに切る）
……………………………1/4個分（200g）
塩・こしょう……………………………各少々

●作り方

❶ささみは筋を取り、ビニール袋に入れる。
❷耐熱①に三五八漬けを入れて、よくもみこんで口を結び、冷蔵庫で2時間おく。
❸ボウルにキャベツ、ささみを入れてふんわりとラップをかけ、電子レンジで5分加熱して粗熱がとれるまでおく。
❹ささみを取り出して食べやすくさき、ボウルに戻し入れて塩、こしょうを加えて混ぜる。

焼いた肉や魚に
さっとかけるだけ
普段のトマトソースが
よりリッチな味わいに

三五八のトマトソース

●材料（作りやすい分量）

トマト水煮缶…………1缶（400g）
三五八漬け…………………大さじ1

●作り方

ボウルにすべての材料を入れて混ぜ合わせる。

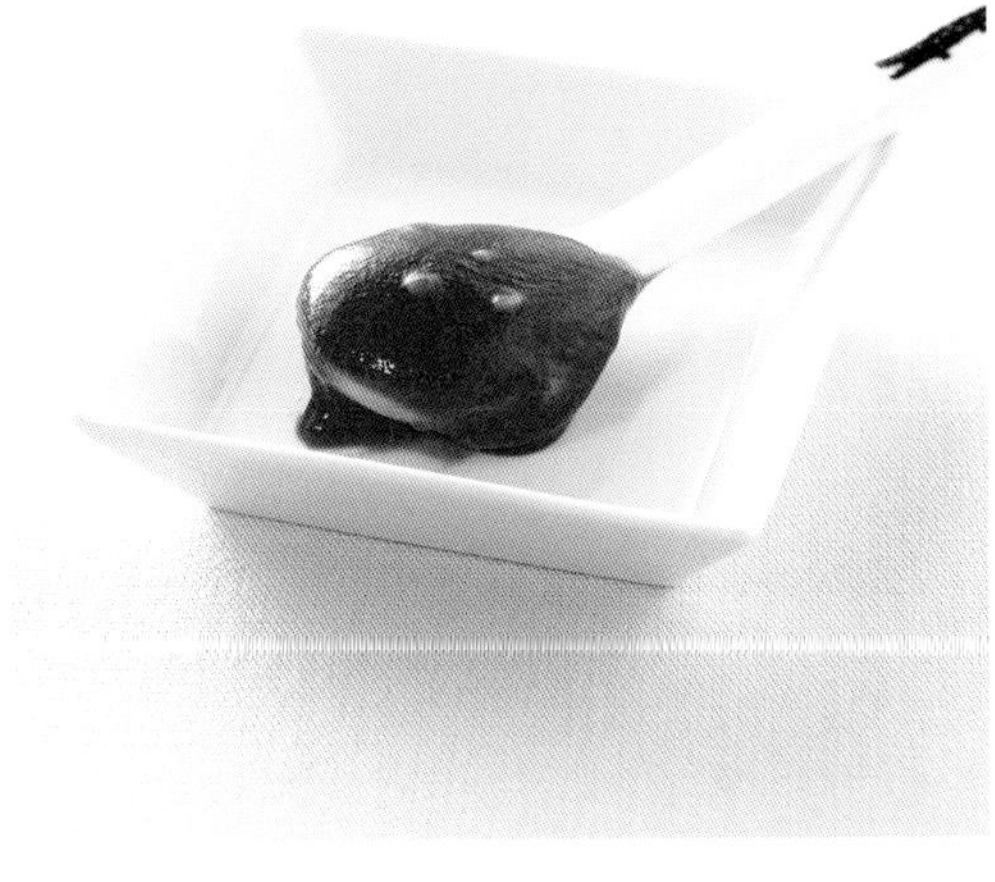

ほかにもこんな
おすすめが

おいしくて安心！ 手作りドレッシング&たれ

腸にいい食事についてのワークショップでご紹介しているのが、手作りのドレッシングやたれです。添加物、保存料を使わないので腸にマイルド。私が普段使いしている、使い勝手のいい6つのレシピをご紹介します。

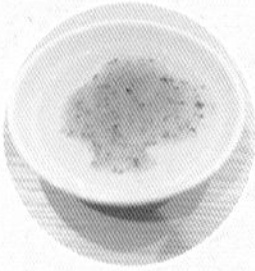

えごまオイルとゆずこしょうのドレッシング

1 えごまオイル大さじ1、
ゆずこしょう小さじ$\frac{1}{3}$、酢小さじ2、
塩少々をボウルに入れ、
白っぽくなるまでよく混ぜる。

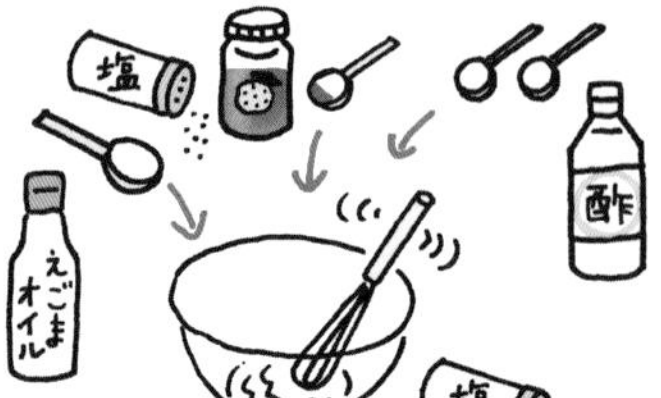

2 塩で味を
調える。

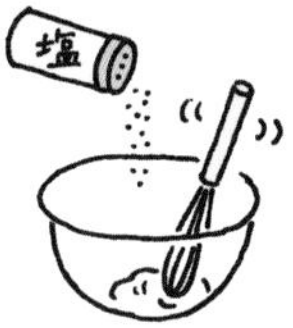

和風のカルパッチョや
そのまま豆腐にかけてなど
作りおきすればあれこれ使える！

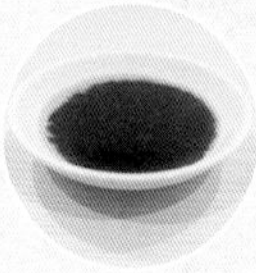

バルサミコ酢とオリーブオイルのドレッシング

バルサミコ酢大さじ2とオリーブオイル
大さじ2を混ぜ合わせ、塩、こしょうで
味を調える。

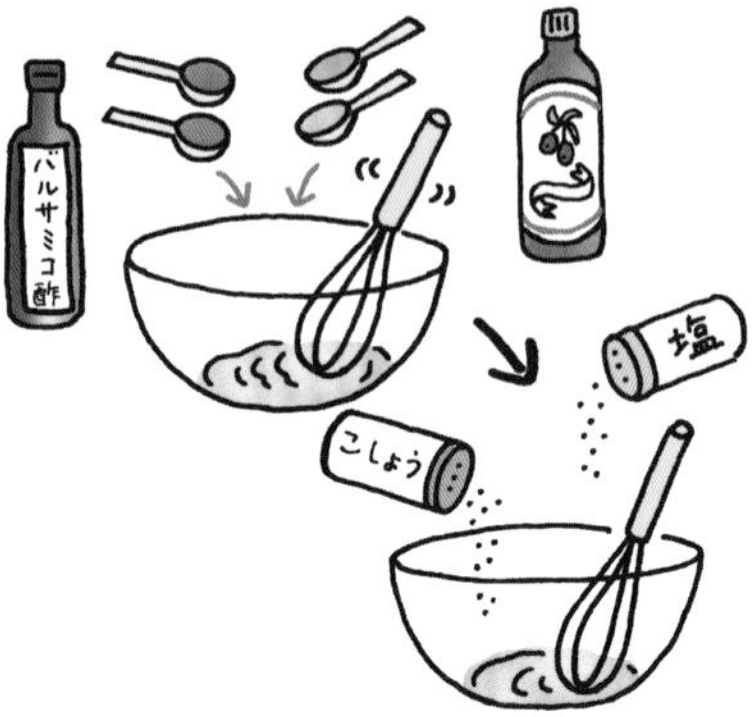

1：1で混ぜるだけ
目玉焼きにかけたり
焼いた肉にかけたり……
にんにくを加えても美味

※分量はすべて作りやすい分量です。

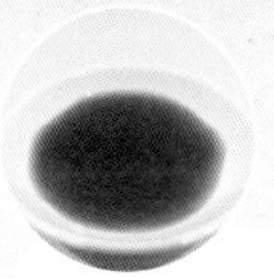

レモンぽん酢（右のめんつゆを使用）

1 めんつゆ50mlにレモン汁小さじ2を少しずつ混ぜ合わせる。

めんつゆ

2 味が濃い場合は水大さじ1で調える。（めんつゆの煮つめ具合で水の量はお好みで）

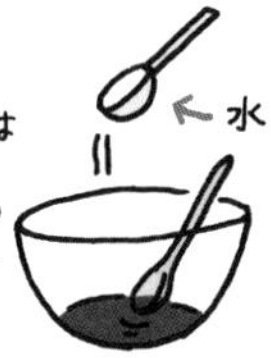
水

レモンがなければ
かぼすやすだちでも！
冷たい麺類のつけだれにしてもおいしい

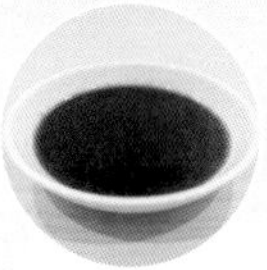

めんつゆ（2～3倍濃縮タイプ）

1 鍋に以下のすべての材料を入れ、弱めの中火にかけ、沸騰したら弱火にして10分程度火にかけアルコールを飛ばして火を止める。

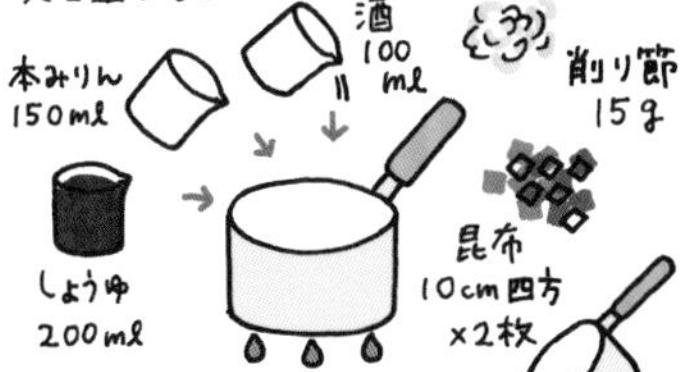
酒
100ml
削り節
15g
本みりん
150ml
しょうゆ
200ml
昆布
10cm四方
×2枚

2 1の粗熱がとれたら、ざるに上げてこす。

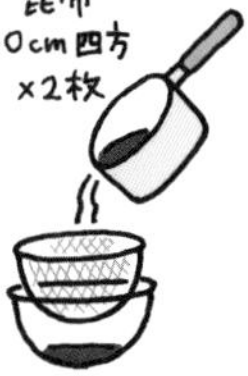

冷蔵庫で保存は1週間程度
添加物が入っていないから
素材の自然なうまみがちゃんと味わえる

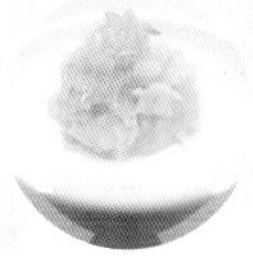

ねぎ塩こうじたれ

1 フライパンにごま油小さじ1を熱し、長ねぎ（みじん切り）1本分をしんなりするまで炒める。

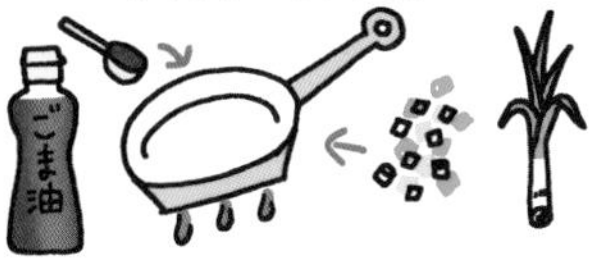
ごま油

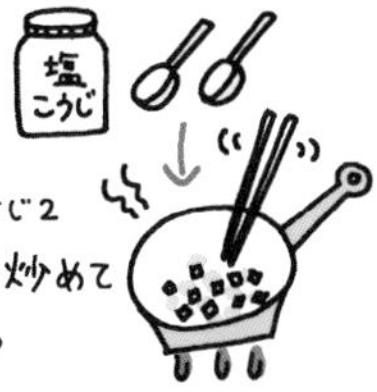
塩こうじ

2 塩こうじ大さじ2を加え、さっと炒めて火を止める。

焼いた肉や魚に
たっぷりかけて！
温めても冷たくても美味

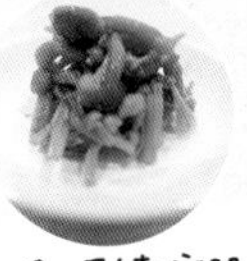

えのきとしめじのかけだれ

1 耐熱容器にえのき（2cm長さに切る）1袋分としめじ（小房に分ける）1/2袋分を入れ、ラップをして電子レンジで5分加熱する。

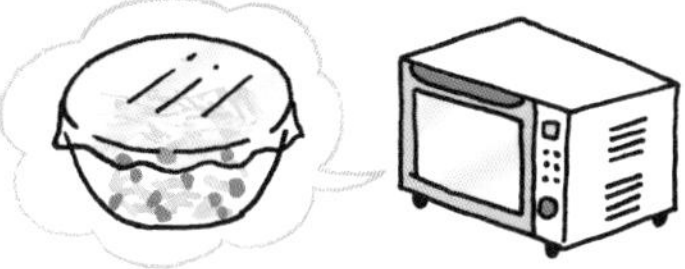

2 1にしょうゆ、酢、本みりんそれぞれ30mlを加え、ラップをしてさらに電子レンジで1分30秒加熱する。

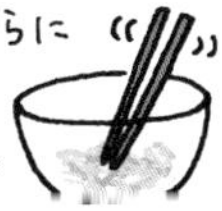

シャキシャキした
歯ごたえがおいしい
具だくさんのたれで食べごたえアップ

腸活コラム ❸

意外と知らない！
調味料の保存場所、その正解

いつも使う調味料、どこに保存していますか？「なんとなく」とか「すぐ取れるところ」など、あまり深く考えていなかったり、使い勝手優先で決めていたりする人が多いかもしれません。

しかしじつは、調味料はそれぞれの特性により、保存に適した環境が違います。それを知らずにいると風味が落ちる、色が悪くなる、さらにはカビが生える、変質してしまうなど残念なことに。

また、同じ調味料だからといって、開封前も後も同じ場所に保存していたりしませんか？　多くの場合、開封前は常温OKでも開封したら冷蔵庫で、など、保存場所は異なるもの。いずれもラベルに、「常温」「冷暗所」「冷蔵庫」などの記載はありますが、同じ常温でも日が当たる、湿度が高い、熱がこもりやすい、などさまざま。とくにコンロ下やシンク下は、温度や湿度の変化が大きいので調味料の保存に適しているとはいえません。

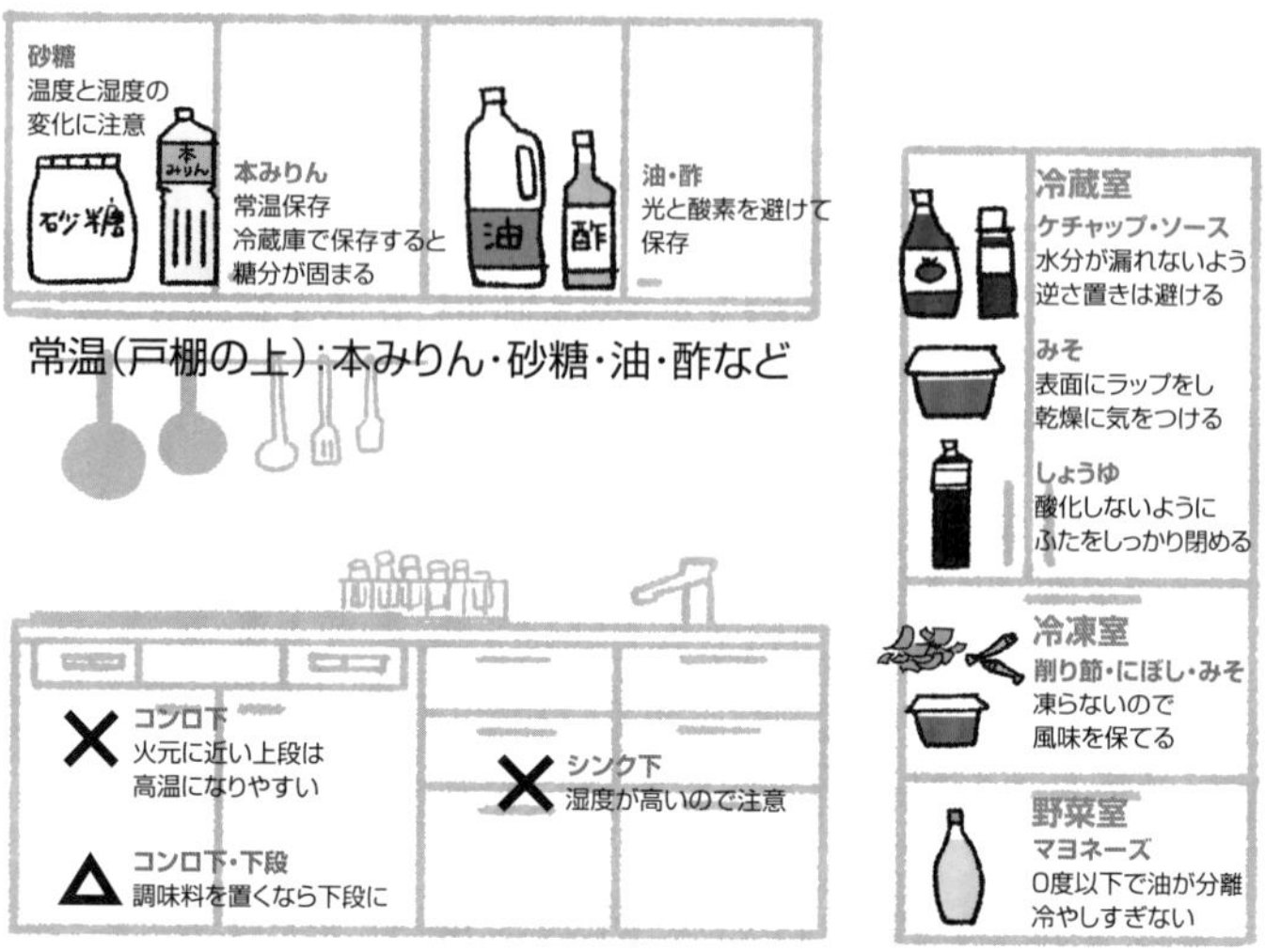

砂糖
温度と湿度の
変化に注意
砂糖
本
みりん
本みりん
常温保存
冷蔵庫で保存すると
糖分が固まる
油
酢
油・酢
光と酸素を避けて
保存
常温(戸棚の上)：本みりん・砂糖・油・酢など
コンロ下
火元に近い上段は
高温になりやすい
コンロ下・下段
調味料を置くなら下段に
シンク下
湿度が高いので注意
冷蔵室
ケチャップ・ソース
水分が漏れないよう
逆さ置きは避ける
みそ
表面にラップをし
乾燥に気をつける
しょうゆ
酸化しないように
ふたをしっかり閉める
冷凍室
削り節・にぼし・みそ
凍らないので
風味を保てる
野菜室
マヨネーズ
0度以下で油が分離
冷やしすぎない

Part 4

塩こうじ

しょうゆこうじ

酒かす

甘酒

腸イキイキ！「やせ玉」レシピ

「菌」と「エサ」をセットにしたさまざまな「やせ玉」をご紹介。
毎日の腸内環境を整えるのに役立つほか、
いろいろなメニューに加えるだけで、
うまみや風味が増し、味つけがピタッと決まるので、
メニュー作りがラクに！

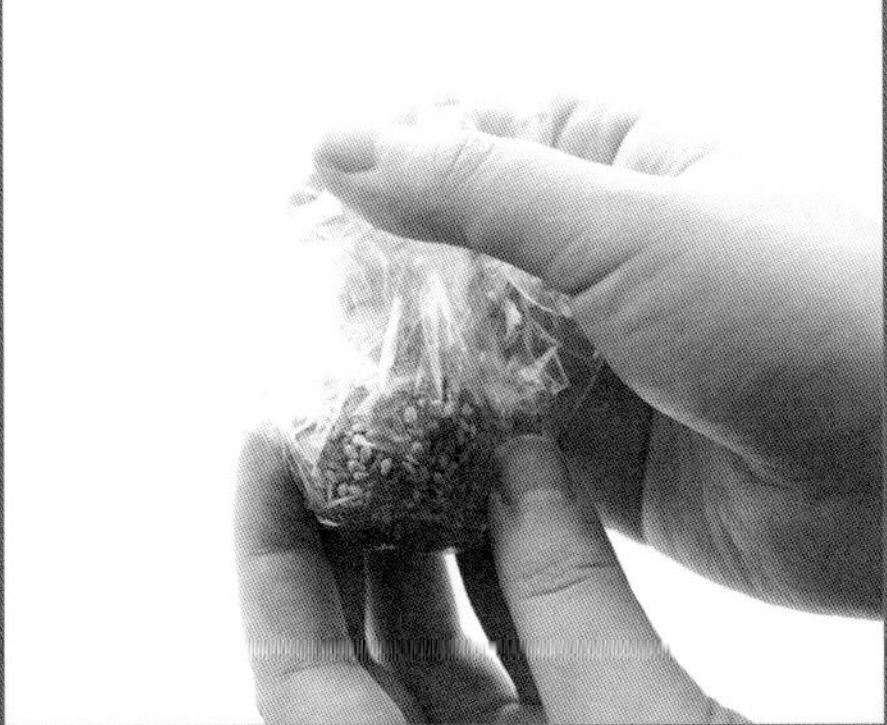

保存しておいて料理に使いまわせる！「やせ菌」＋「やせエサ」の組み合わせはいろいろ

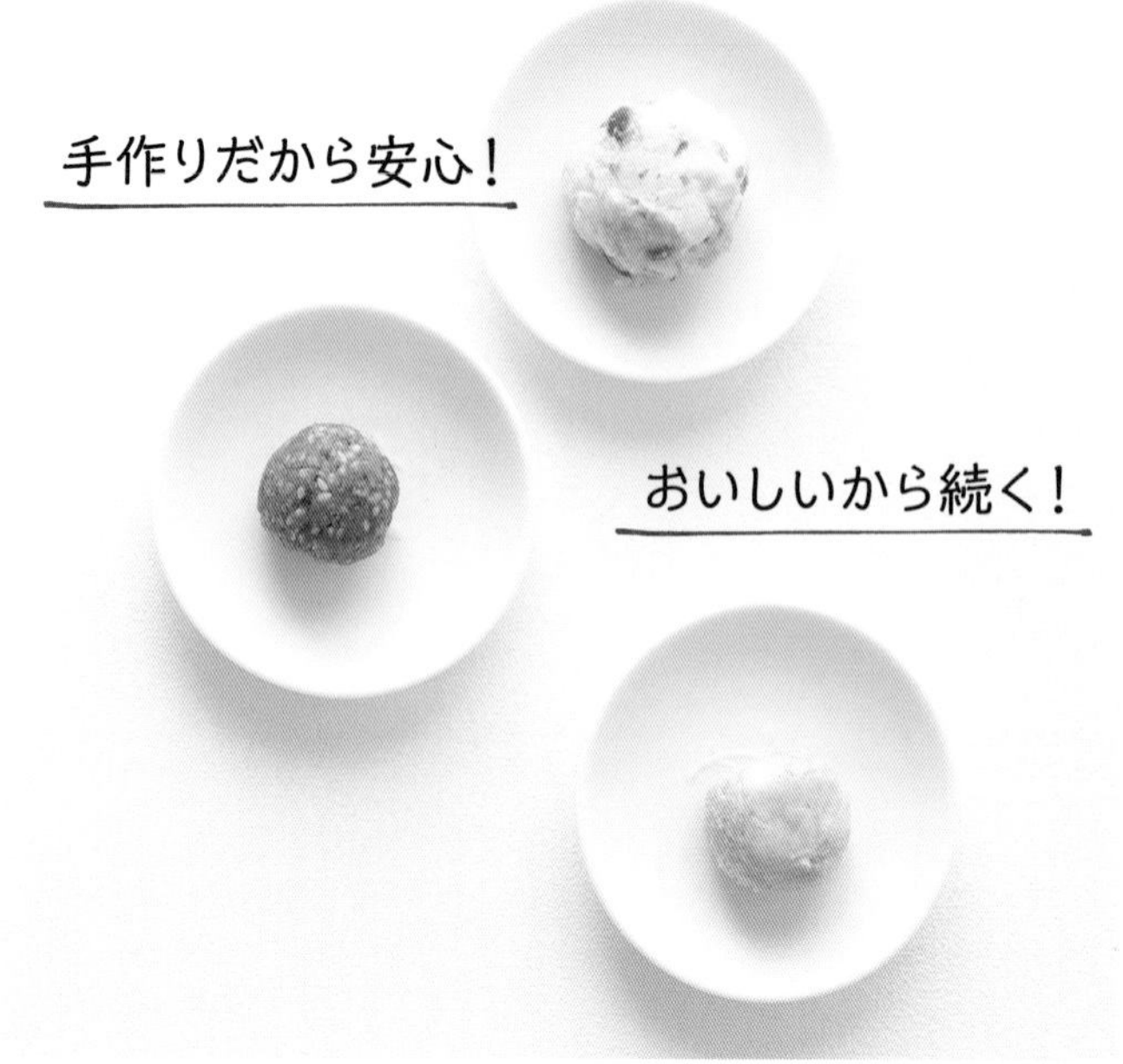

この本でご紹介する「やせ玉」は発酵食品の「やせ菌」と、その「やせエサ」となる食物繊維やオリゴ糖などを含む食材との組み合わせでできたもの。おいしくて、腸にいい、さまざまな「やせ玉」を、活用法とともにご紹介していきます。

ベースとなる「やせ菌」には、こうじや酒かす、甘酒、酢がおすすめ。そこに、大根おろしやすりおろしりんごなど、「やせ菌」をイキイキと活性化させる「やせエサ」をミックスします。

それぞれの「やせ玉」は1回分の量を小分けにし、冷凍や冷蔵で保存可能。まとめて作っておき、その都度、活用すれば毎日の食事で自然と「腸活」ができます。

コクやうまみの詰まったそれぞれの「やせ玉」

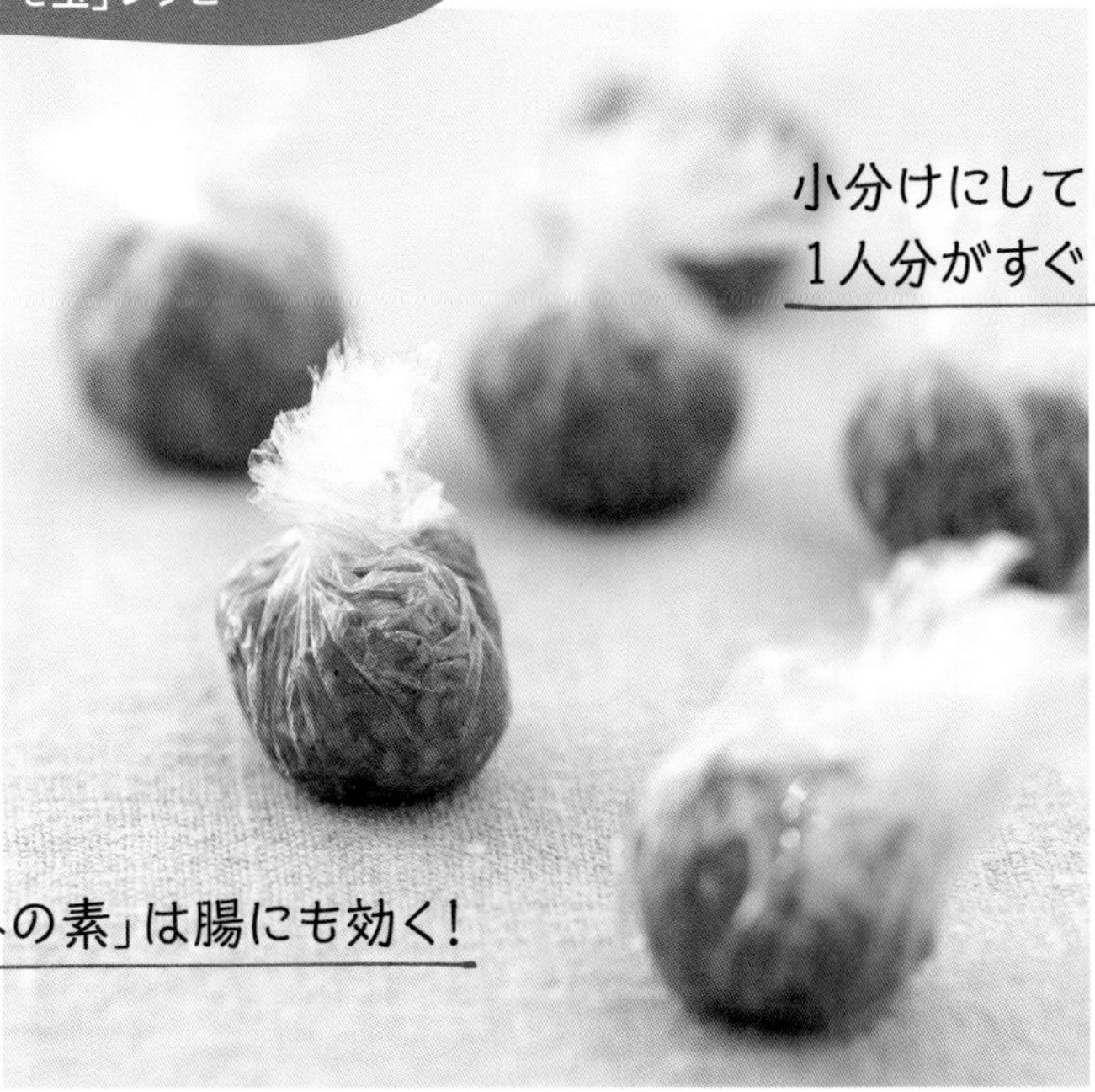

小分けにしておけば
1人分がすぐ！

「うまみの素」は腸にも効く！

は、「調味料」として使いまわせるのでとても便利。たとえば、野菜を切って「やせ玉」を混ぜ、チャチャッと炒めるだけでも一品完成。「やせ玉」が素材のおいしさを引き立てるので、塩や砂糖などの調味料を減らすことができるし、なにより手作りなので安心です。

「やせ玉」作りのポイント ❶

「やせ菌」と「やせエサ」の組み合わせアイデア

- 塩こうじと合わせやすい「やせエサ」→ゆでたとうもろこしやブロッコリーと合わせるとおいしいです。
- 塩こうじやしょうゆこうじと合わせやすい「やせエサ」→しょうがや、大根おろし、青じそなど薬味系の野菜と好相性。
- 甘酒と合わせやすい「やせエサ」→ふかして、つぶしたさつまいもや、きなこ。またすりごまと混ぜて食べたり、イチゴやバナナといったフルーツといっしょに食べるだけでも、「やせ菌」を活性化できます。

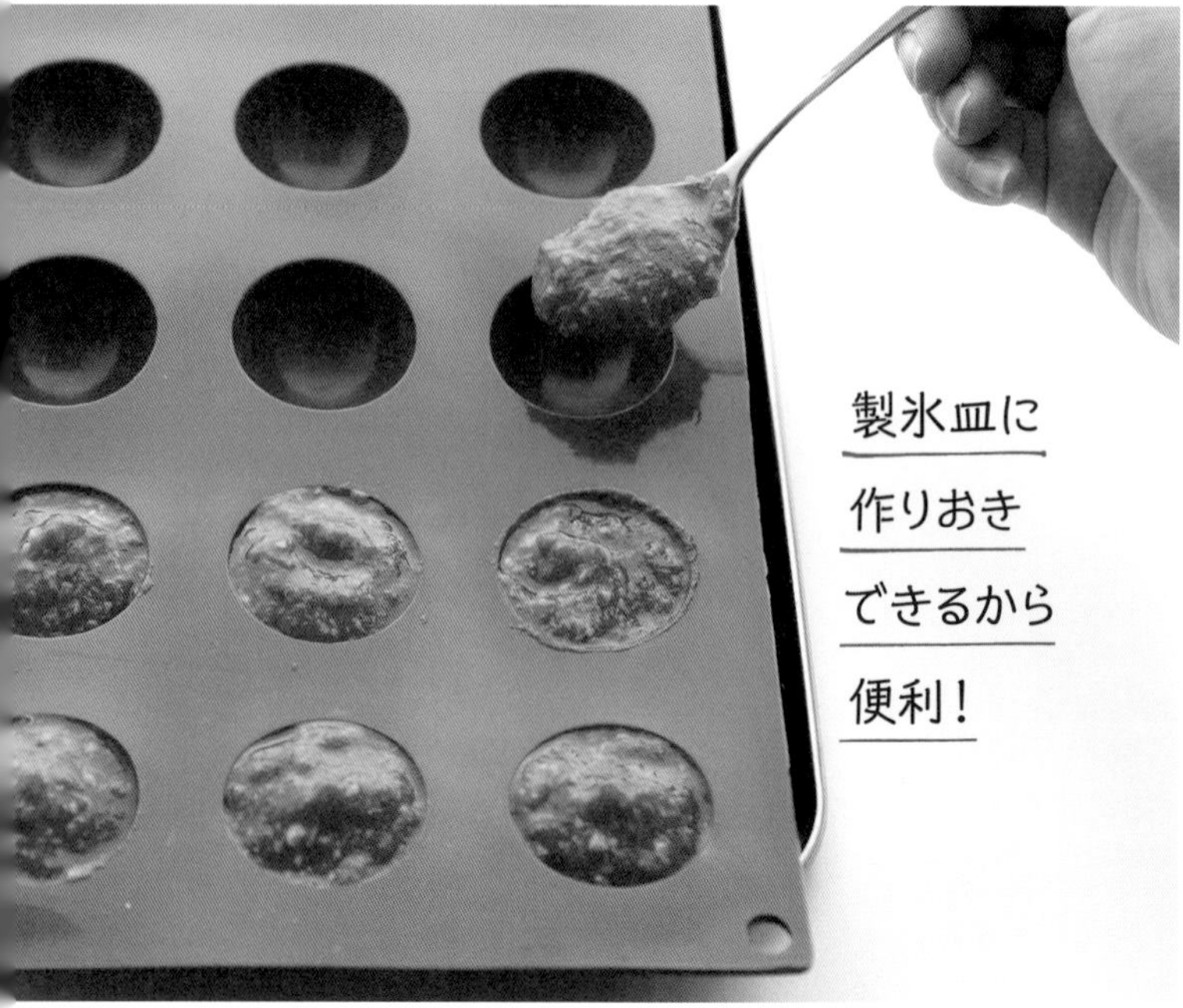

冷蔵、冷凍で作りおき！
1日1回、「やせ玉」を摂取してラクラク腸活

「やせ玉」の種類によって、保存法や期間は多少異なりますが、時間のあるときに1週間分など、まとまった量を作っておくと便利です。

　水分が多く、まとまりにくいものは、製氷皿に小分けにし、冷凍保存がおすすめ。丸めるのが大変なときは、まとめて保存容器に入れ、大さじですくって使ってもOK。

「やせ玉」を常備しておけば、忙しいときでも、さっと手早く調理できるし、お弁当のおかずに活用したり、夜食やおやつ、お酒のおつまみなどにも使えます。

　わが家ではお湯を注ぐだけの「スープ」は朝ごはんに欠かせません。毎日の習慣としても取り入れやすく、寝坊した朝でも、1杯の「やせ玉」スー

冷蔵しておけば
お弁当にもスープにも！

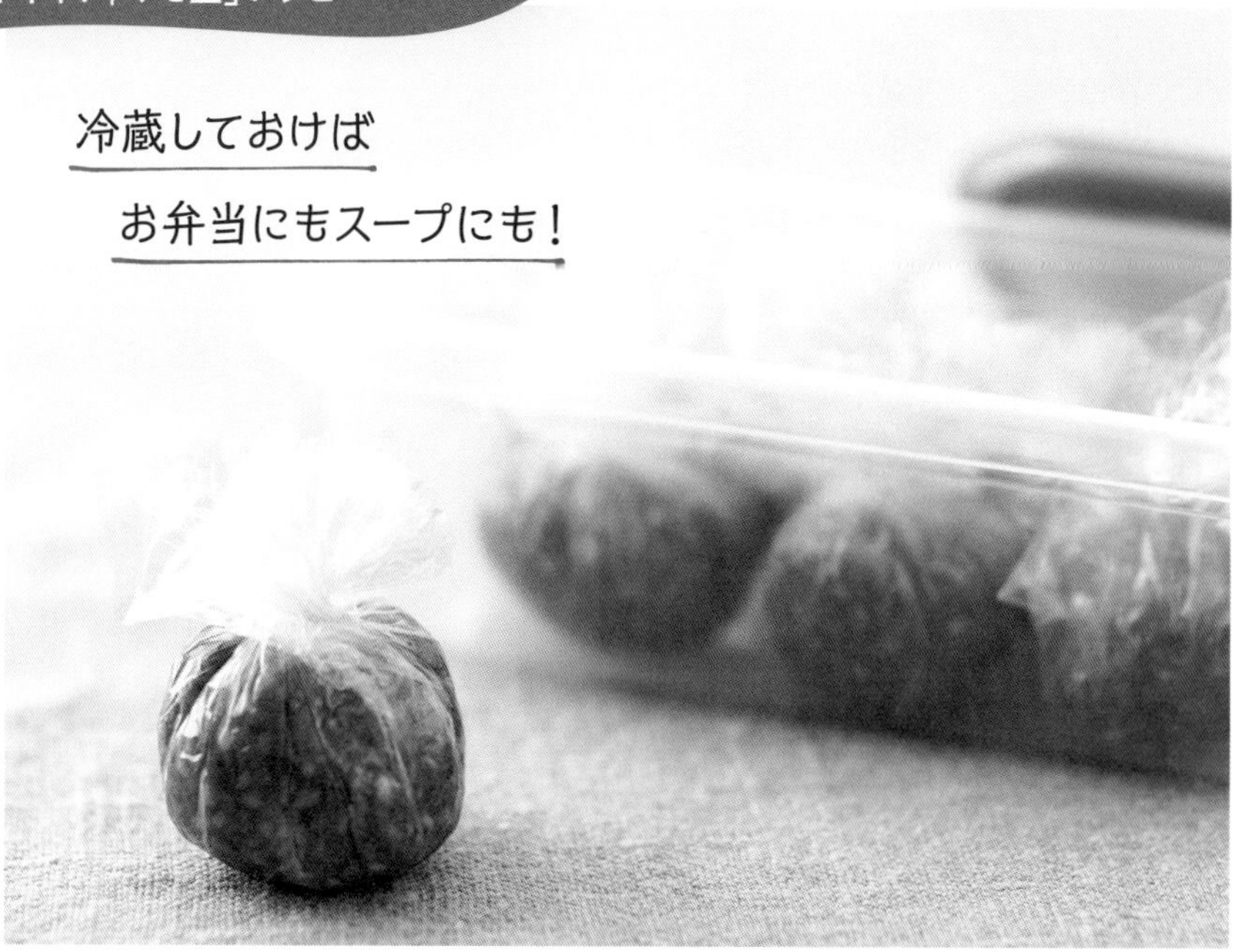

プで、朝食抜きを回避することができます。

「やせ玉」ダイエットを始めてみたいと興味を持っていただいても、がんばりすぎて続かないのでは意味がありません。まずはスープからでいいので、ぜひトライしてほしいと思います。

今回、ご紹介するメニューは一例です。肉を使っているメニューを魚にかえてみるというようなアレンジも可能。ぜひ、日ごろの食事のなかで「やせ玉」を投入する機会を増やしてみてください。

「やせ玉」作りのポイント ❷

「やせ玉」は生でも加熱してでも使用可能

発酵食品に豊富に含まれている「善玉菌」は加熱すると死滅してしまいます。でも腸内細菌の「エサ」となることも。腸内環境を整えるためにきちんと役立つので、生きて腸に届かなくてもOK。

塩こうじを使って

塩のかわりに幅広く調味料として使える塩こうじ。その塩こうじをベースにした「やせ玉」2つをご紹介します。ひとつめは「大根おろし」ミックス。大根には食物繊維のほか、血栓予防や解毒作用のあるアリル化合物が含まれます。

そしてもうひとつは「トマト水煮缶」。トマトは水分、水溶性・不溶性両方の食物繊維、カリウムを豊富に含むため、腸の運動を活性化し、便秘の改善を促す作用にすぐれた野菜です。

大根に豊富に含まれる
オリゴ糖が腸内の善玉菌を活性化

「塩こうじ＋大根おろし」やせ玉

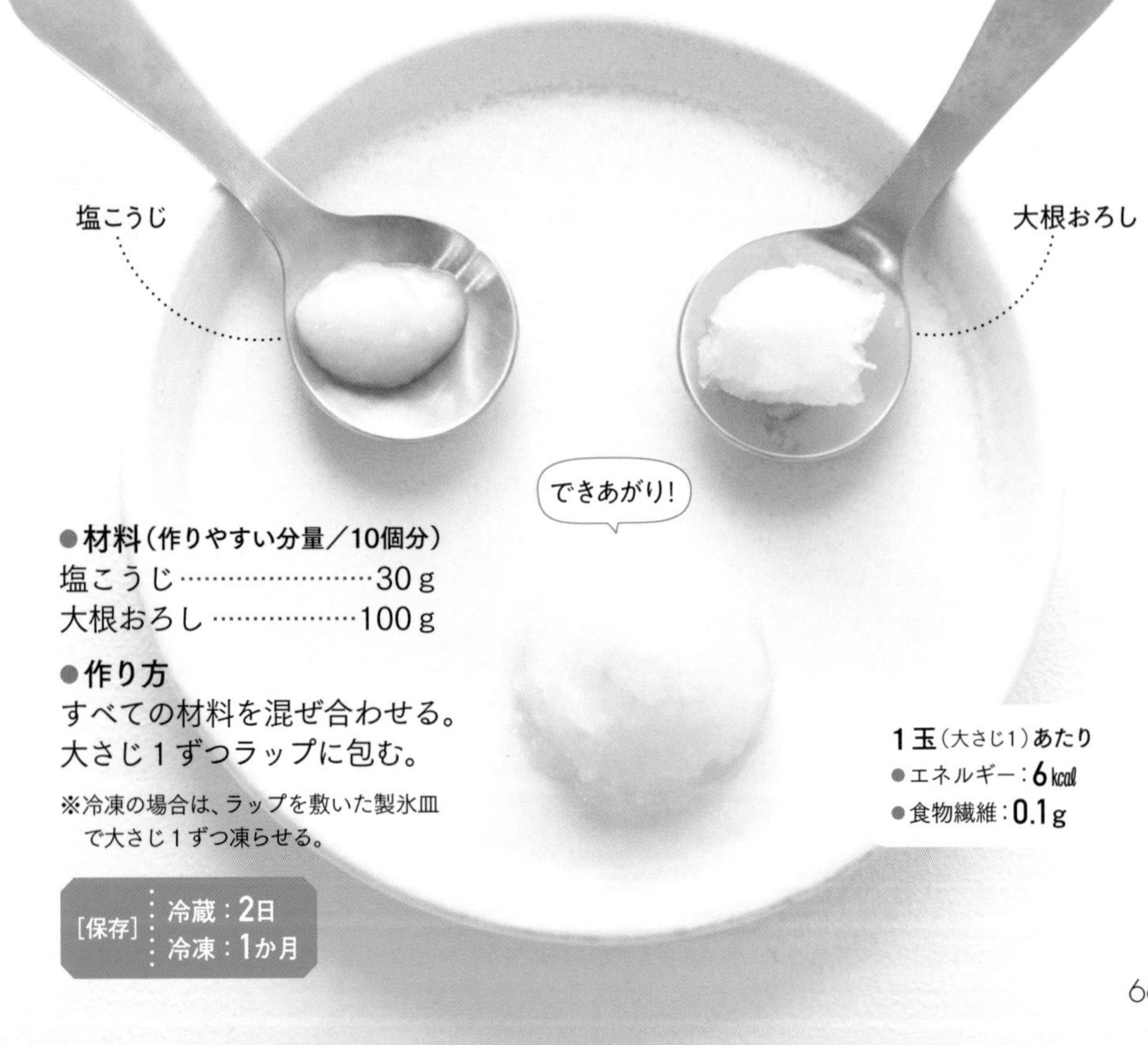

●**材料**（作りやすい分量／10個分）
塩こうじ……………………30ｇ
大根おろし ………………100ｇ

●**作り方**
すべての材料を混ぜ合わせる。
大さじ１ずつラップに包む。

※冷凍の場合は、ラップを敷いた製氷皿で大さじ１ずつ凍らせる。

［保存］ 冷蔵：2日
冷凍：1か月

1玉（大さじ1）**あたり**
●エネルギー：**6kcal**
●食物繊維：**0.1g**

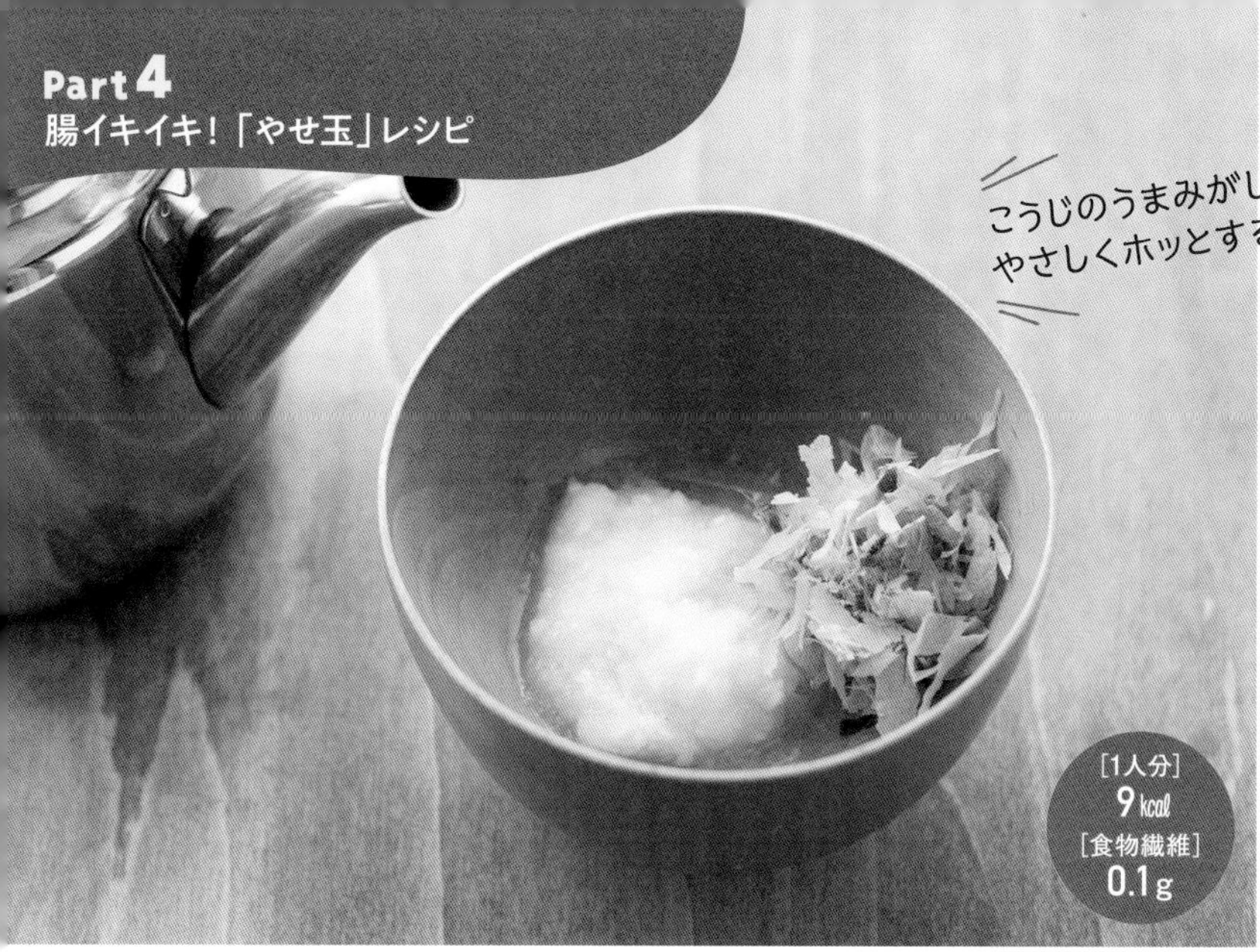
こうじのうまみがしみ出た
やさしくホッとする味わい
［1人分］
9 kcal
［食物繊維］
0.1 g

基本のスープ

●**材料**（1人分）

「塩こうじ＋大根おろし」やせ玉 ……………………………… 1個

削り節 ………………… 1/2袋（約1g）

お湯 …………………………… 120mℓ

●**作り方**

器に**「塩こうじ＋大根おろし」やせ玉**、削り節を入れ、お湯を注ぐ。

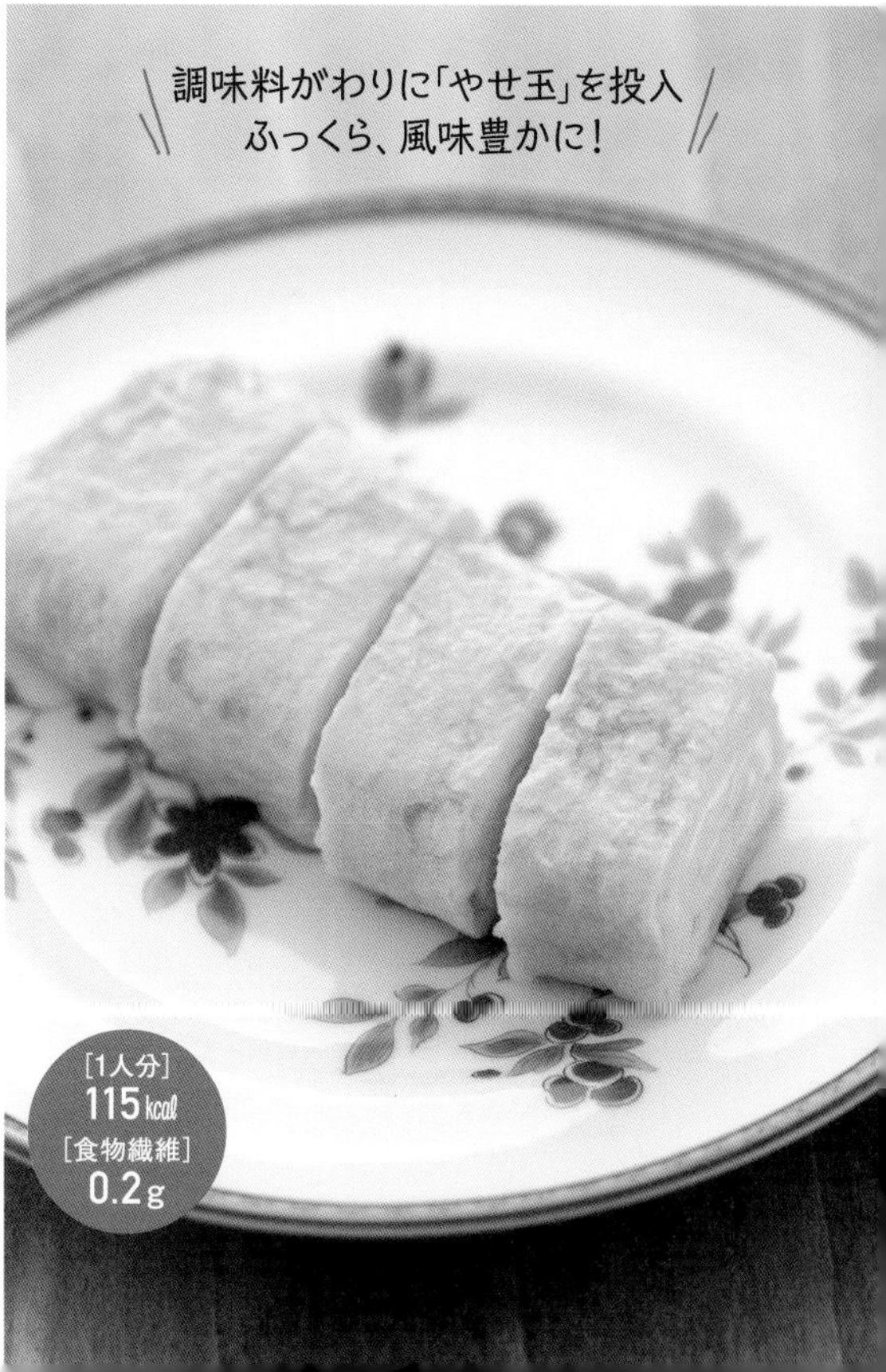
調味料がわりに「やせ玉」を投入
ふっくら、風味豊かに！
［1人分］
115 kcal
［食物繊維］
0.2 g

卵焼き

●**材料**（作りやすい分量）

「塩こうじ＋大根おろし」やせ玉 … 2個

溶き卵 ……………………………… 2個分

サラダ油 ………………………… 小さじ1

●**作り方**

❶ ボウルに溶き卵と**「塩こうじ＋大根おろし」やせ玉**を入れ、混ぜる。

❷ フライパンにサラダ油を熱し、温まったら数回に分けて①を流し入れ、巻いていく。

にらともやしのナムル

ごまの香ばしさが加わり
箸が止まらないおいしさ！

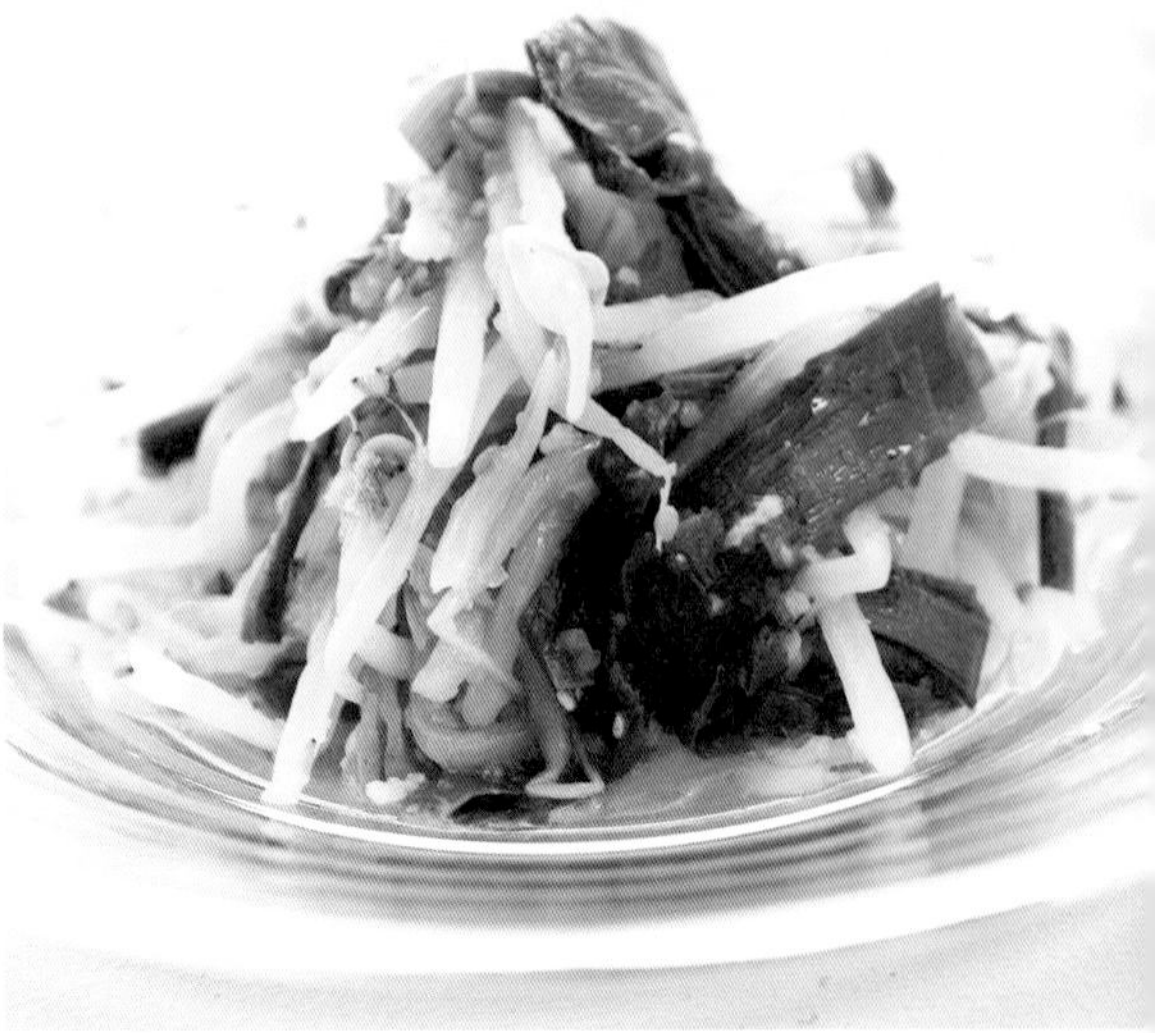

●材料（2人分）

「塩こうじ＋大根おろし」やせ玉……2個
もやし……1/2袋（100g）
にら（4㎝長さに切る）……1/4束分（20g）
ごま油……小さじ1
白いりごま……小さじ1

●作り方

❶もやし、にら、**「塩こうじ＋大根おろし」やせ玉**を耐熱ボウルに入れてラップをし、電子レンジで3分加熱する。

❷①にごまとごま油を加え、混ぜ合わせる。

［1人分］
38kcal
［食物繊維］
1.2g

きゅうりとかぶの即席漬け

もう一品欲しいとき
手早くあえるだけ！

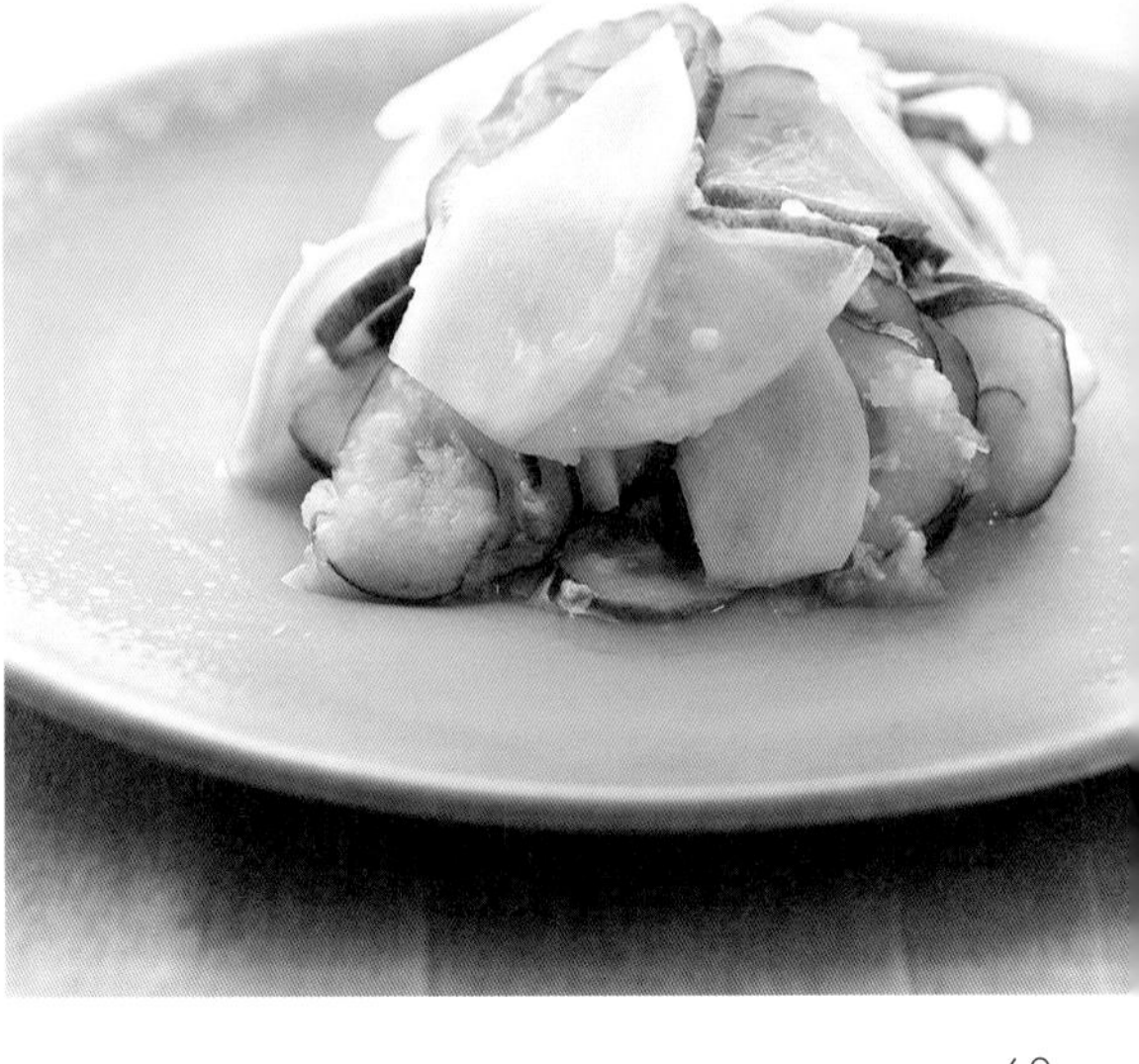

●材料（1人分）

「塩こうじ＋大根おろし」やせ玉……2個
きゅうり（輪切り）……1/2本分（50g）
かぶ（半月切り）……1/2個分（50g）

●作り方

ボウルにすべての材料を入れ、混ぜ合わせる。

［1人分］
23kcal
［食物繊維］
1.4g

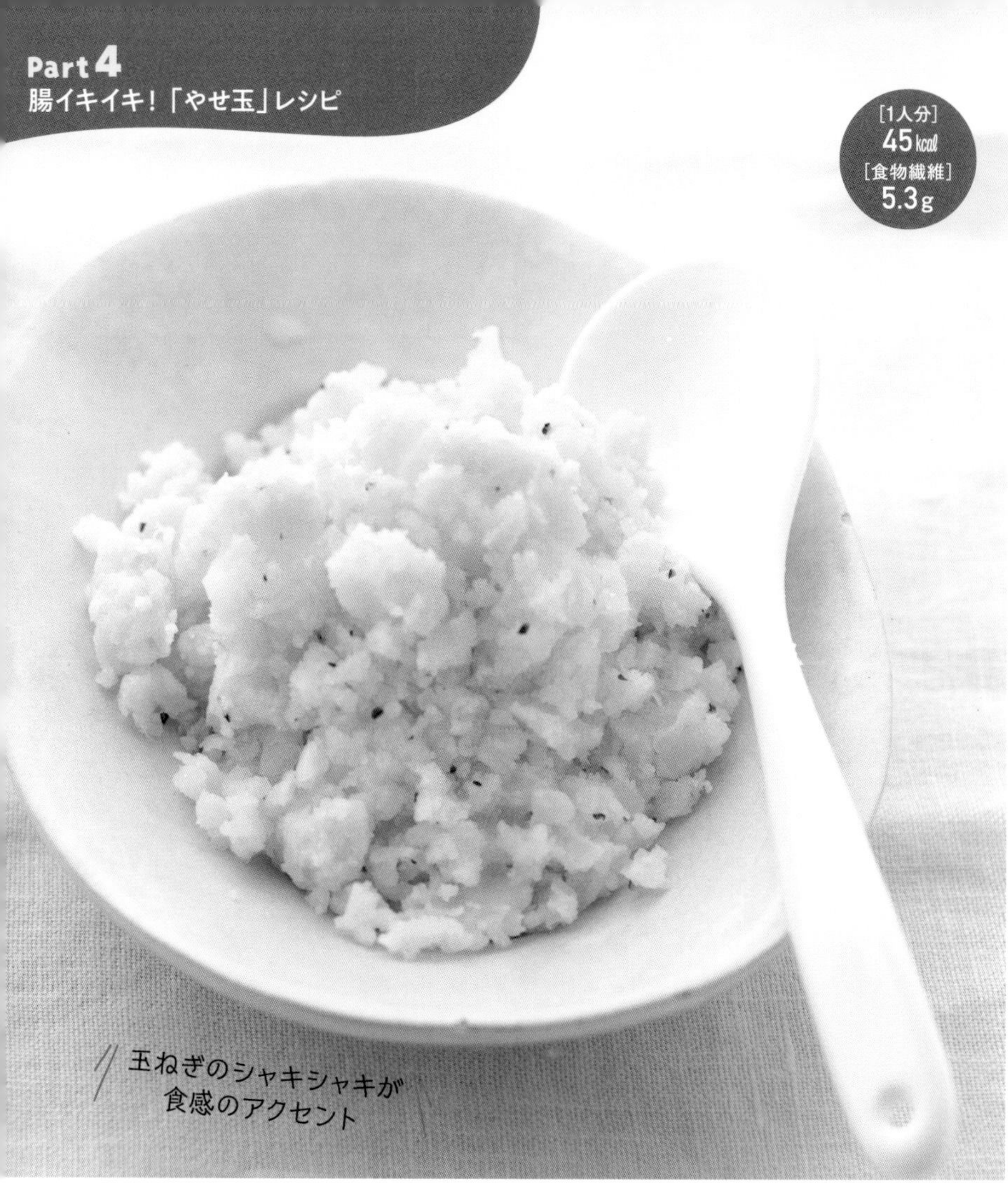
[1人分]
45kcal
[食物繊維]
5.3g
玉ねぎのシャキシャキが
食感のアクセント

和風ポテトサラダ

●材料（2人分）

「塩こうじ＋大根おろし」やせ玉…… 2個
じゃがいも …………………中１個（100ｇ）
玉ねぎ（みじん切り）……… 1/8個分（30ｇ）
粗びき黒こしょう……………………少々

●作り方

❶ じゃがいもを皮つきのままラップに包み、電子レンジで３分加熱し、粗熱がとれたら皮をむき、つぶす。
❷ 玉ねぎを耐熱容器に入れ、ラップをして電子レンジで１分加熱する。
❸ ボウルに①、②、**「塩こうじ＋大根おろし」やせ玉**を入れ、混ぜる。
❹ ③を器に盛りつけ、黒こしょうをふる。

抗酸化作用のあるトマトの働きで
アンチエイジング効果も期待できる！
トマト水煮缶を使って手軽に

「塩こうじ＋トマト水煮」やせ玉

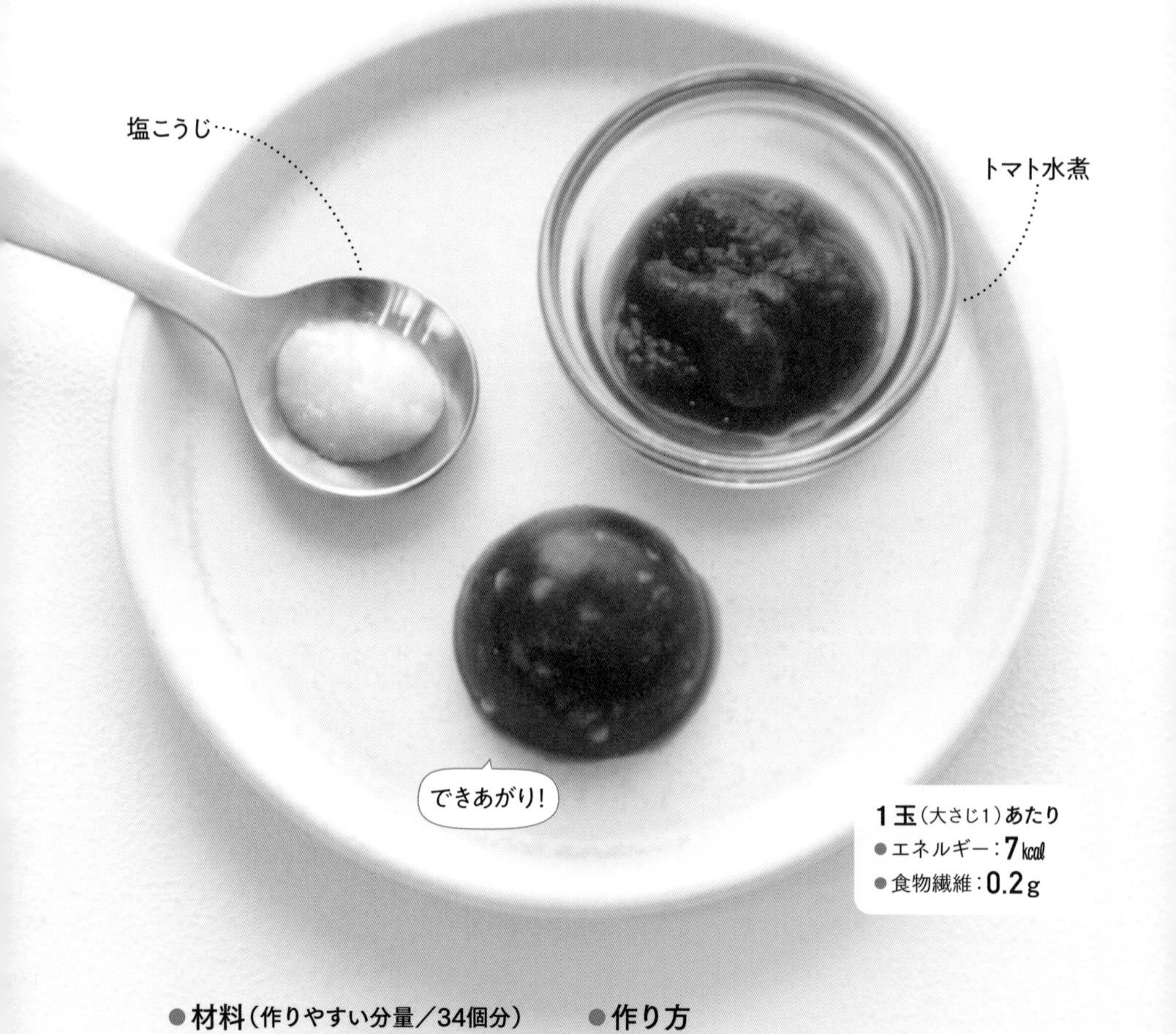

1玉（大さじ1）**あたり**
- エネルギー：**7kcal**
- 食物繊維：**0.2g**

●材料（作りやすい分量／34個分）

塩こうじ……………………120ｇ
トマト水煮缶……1缶（400ｇ）

［保存］ 冷蔵：**2日**
冷凍：**1か月**

●作り方

❶ボウルにトマト水煮を入れ、なめらかになるまでつぶす。
❷①に塩こうじを加え、混ぜる。大さじ1ずつラップに包む。

※冷凍の場合は、ラップを敷いた製氷皿で大さじ1ずつ凍らせる。

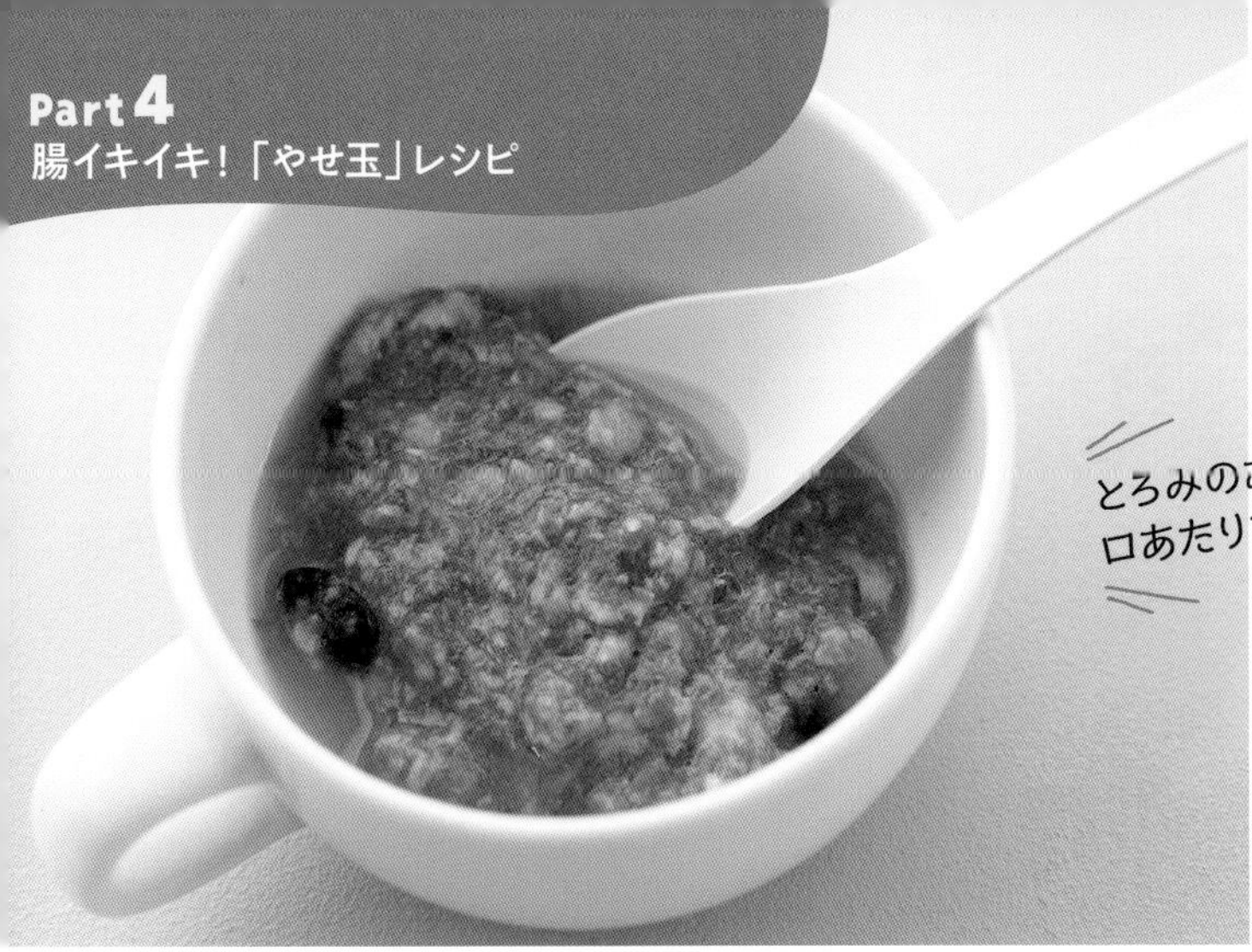

とろみのあるやさしい
口あたりで栄養もたっぷり

［1人分］
125 kcal
［食物繊維］
1.2 g

卵とトマトのスープ

●材料（1人分）

「塩こうじ＋トマト水煮」やせ玉…… 2個
溶き卵…………………………………… 1個分
ミックスビーンズ水煮…………大さじ1
お湯 ……………………………………100mℓ

●作り方

❶**「塩こうじ＋トマト水煮」やせ玉**、溶き卵、ミックスビーンズ水煮を耐熱容器に入れて、電子レンジで1分加熱する。
❷①を軽くかき混ぜ、お湯を注ぐ。

えごまオイルを合わせて
まろやかな風味に

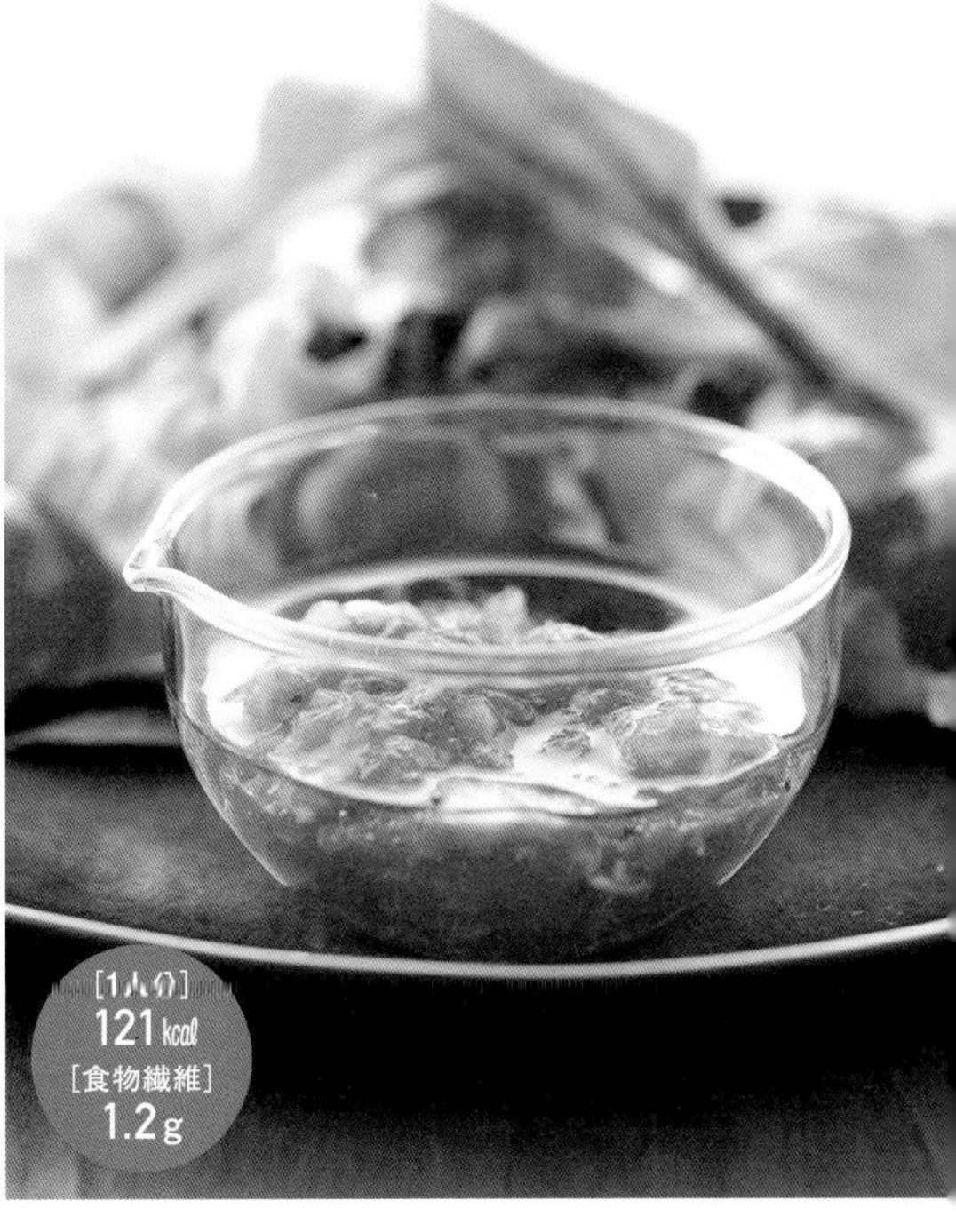

［1人分］
121 kcal
［食物繊維］
1.2 g

トマトドレッシング

●材料（1人分）

「塩こうじ＋トマト水煮」やせ玉……… 1個
玉ねぎ（みじん切り）………大さじ1（10g）
えごまオイル……………………… 大さじ1
粗びき黒こしょう……………………… 少々

●作り方

❶**「塩こうじ＋トマト水煮」やせ玉**、玉ねぎ、えごまオイルを容器に入れ、混ぜる。
❷黒こしょうで味を調える。

リゾット

● **材料（1人分）**

「塩こうじ＋トマト水煮」やせ玉 ……………………………… 2個
温かいご飯 …………………80ｇ
玉ねぎ（みじん切り） ………………… 1/4個分（60ｇ）
しめじ（手でほぐす） …………………1/2袋分（50ｇ）
にんにく（みじん切り） ………………… 1かけ分（5ｇ）
オリーブオイル …… 小さじ2
粗びき黒こしょう ……… 少々

● **作り方**

❶ フライパンにオリーブオイルを入れて弱火で熱し、にんにくを入れて炒める。香りがたったら玉ねぎを入れて中火にし、しんなりしたらしめじを加えてさらに炒める。
❷ ①にご飯を加えて炒め、全体に火が通ったら**「塩こうじ＋トマト水煮」やせ玉**を加える。
❸ ひと炒めしたら、器に盛り、黒こしょうをふる。

塩こうじの力で
甘みとコクがアップ
しっかりした食べごたえ

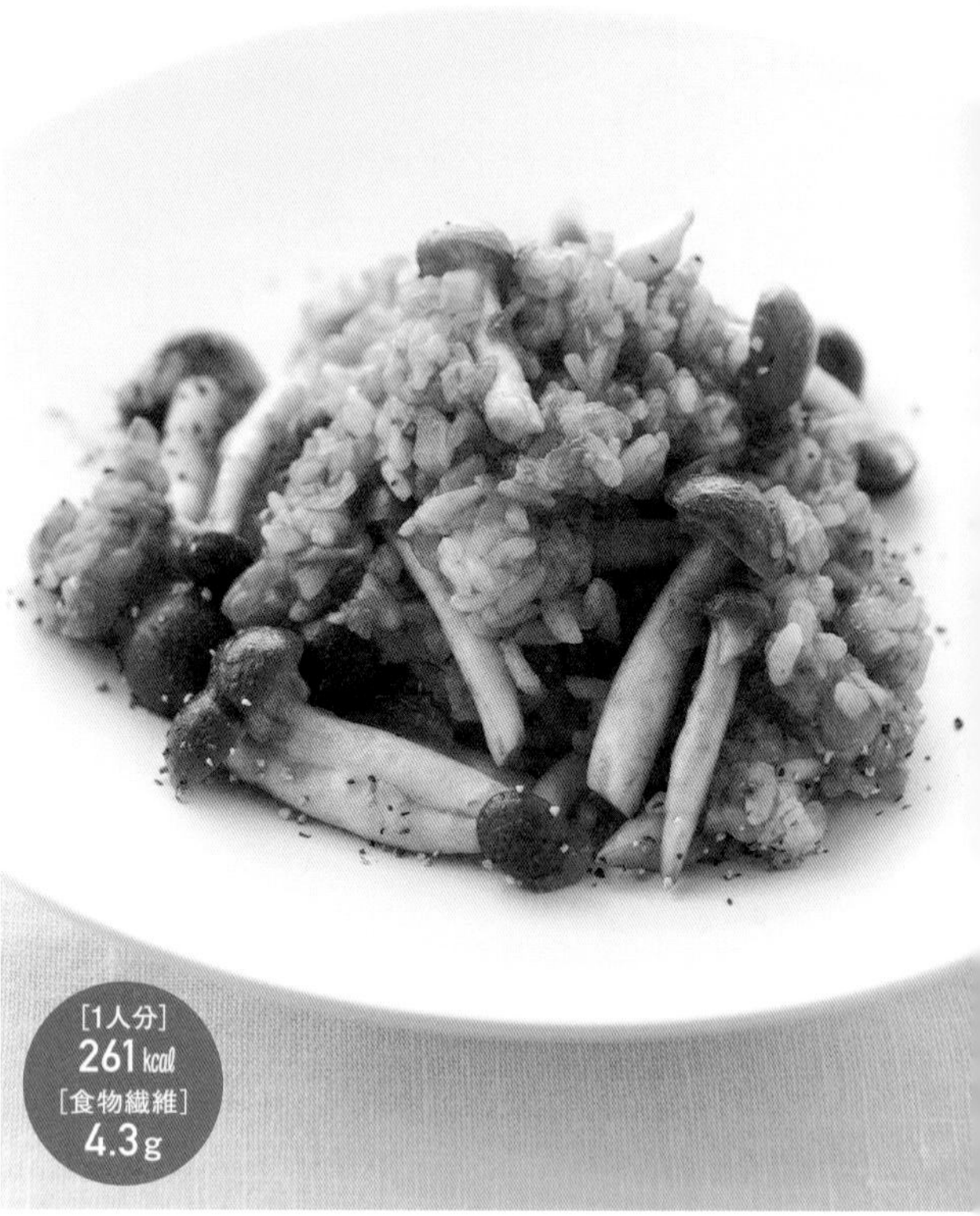

ワンポイントアドバイス

きのこ類をたっぷり使って
免疫力アップ！

きのこ類は免疫力を高めるとされるβ-グルカンが多く含まれています。風邪やインフルエンザ予防や、花粉症やアトピーなどのアレルギーが気になる方にもおすすめ。さらに食物繊維が豊富で、便秘解消にもお役立ちです。

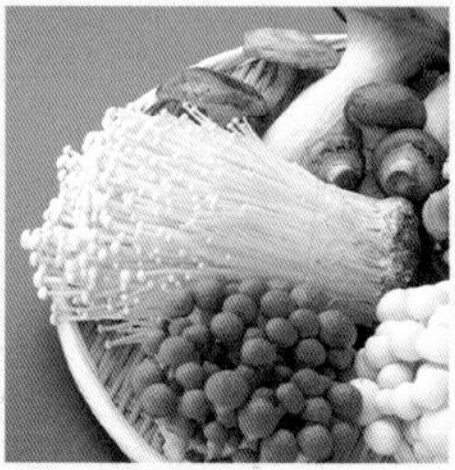

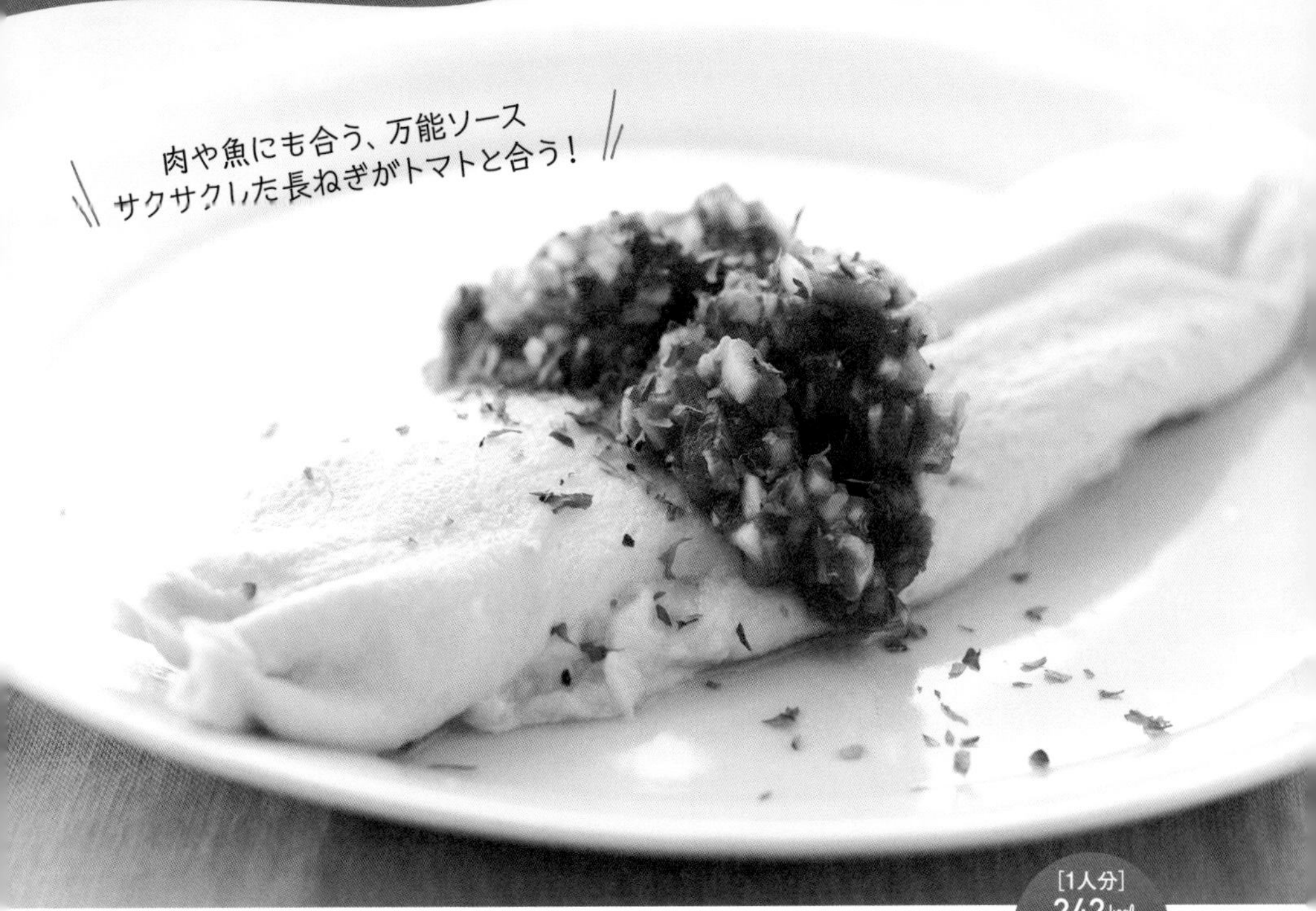
肉や魚にも合う、万能ソース
サクサクした長ねぎがトマトと合う！

［1人分］
242kcal
［食物繊維］
1.1g

香味野菜のトマトソース　オムレツがけ

●材料（2人分）

「塩こうじ＋トマト水煮」やせ玉……２個
長ねぎ（みじん切り）………1/4本分（30ｇ）
卵…………２個
塩・こしょう…………各少々
サラダ油…………小さじ１
パセリ（ドライ）…………少々

●作り方

❶「塩こうじ＋トマト水煮」やせ玉と長ねぎを耐熱容器に入れ、電子レンジで30秒加熱する。
❷ボウルに卵を割りほぐし、塩、こしょうで味を調える。
❸サラダ油をひいたフライパンに②を入れてオムレツを作り、器に盛る。①をかけ、パセリをふる。

ワンポイントアドバイス

トマトソースの長ねぎは、玉ねぎでも代用できる！

長ねぎのかわりに玉ねぎを使ってもOK。長ねぎ、玉ねぎともに、セレンというミネラルの一種が含まれ、強い抗酸化作用があります。ビタミンEを含む、卵を合わせるとさらに高い抗酸化作用が期待できます。

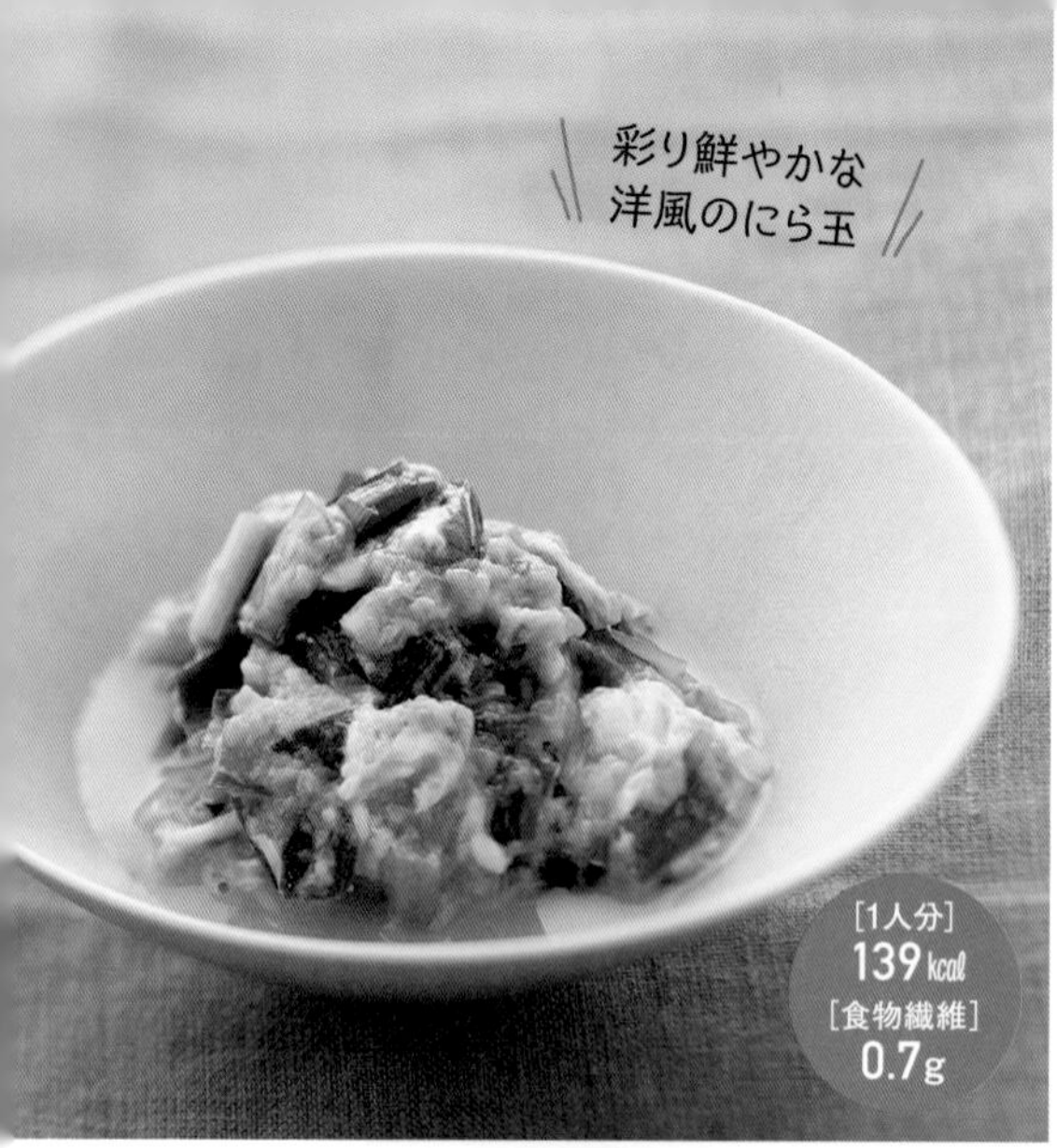
彩り鮮やかな
洋風のにら玉
［1人分］
139kcal
［食物繊維］
0.7g

トマトにら玉

●材料（1人分）

「塩こうじ＋トマト水煮」やせ玉……1個
にら（5cm長さに切る）……………1/2束
溶き卵……………………………1個分
サラダ油…………………………小さじ1

●作り方

❶フライパンにサラダ油を入れて熱し、にらをしんなりするまで炒める。
❷①に溶き卵と**「塩こうじ＋トマト水煮」やせ玉**を加え、菜箸で大きくかき回しながら加熱し、半熟になったら火を止める。

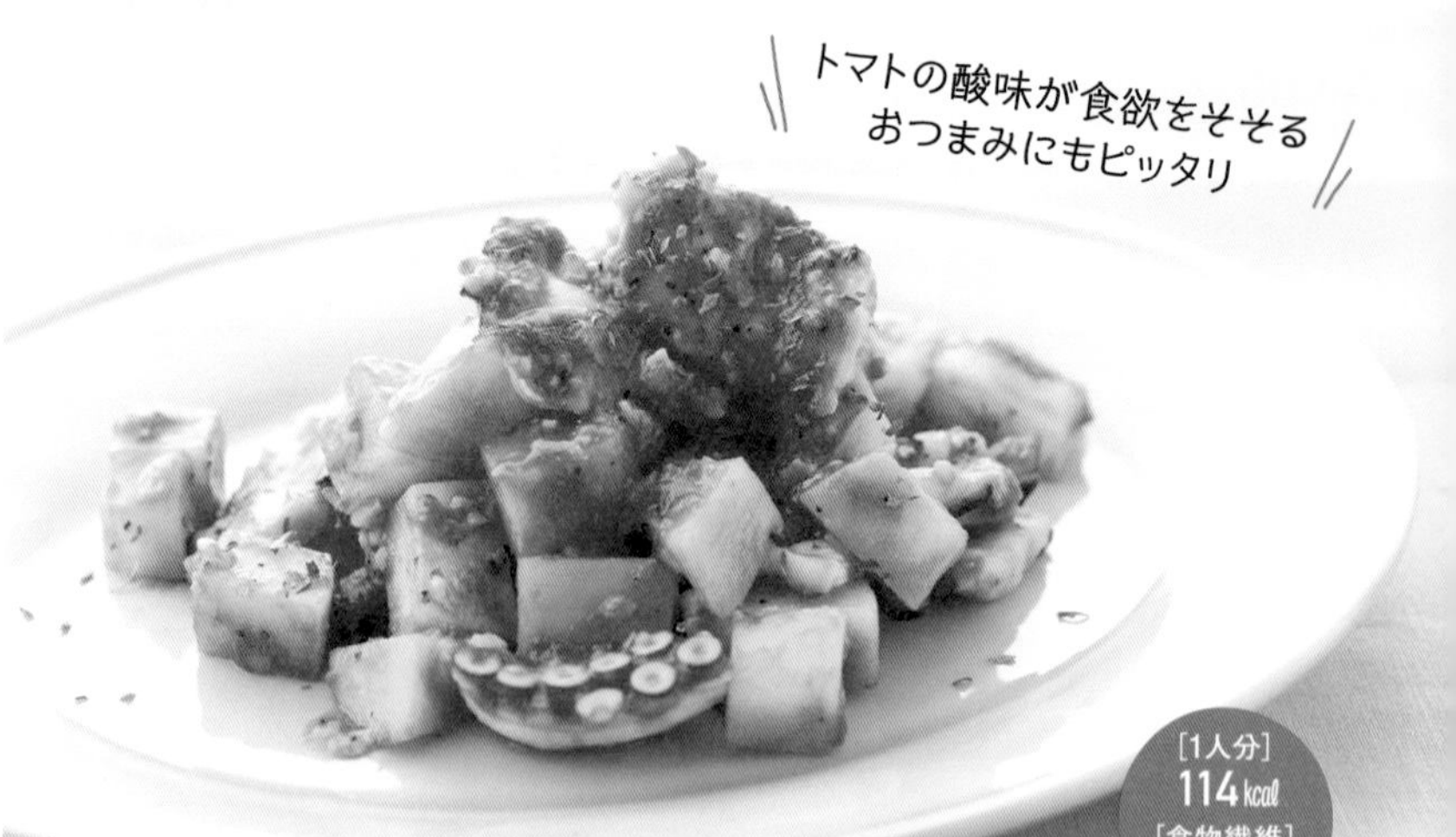
トマトの酸味が食欲をそそる
おつまみにもピッタリ
［1人分］
114kcal
［食物繊維］
5.3g

たことじゃがいものソテー

●材料（2人分）

「塩こうじ＋トマト水煮」やせ玉……2個
たこ（刺身用／ひと口大に切る）…………80g
じゃがいも（2cm角に切る）
………………………中1個分（100～110g）
にんにく（みじん切り）………1かけ分（5g）
オリーブオイル……………………小さじ2
粗びき黒こしょう……………………少々
パセリ（ドライ）………………………少々

●作り方

❶じゃがいもを耐熱容器に入れ、ラップをして電子レンジで2分30秒加熱する。
❷フライパンにオリーブオイルを弱火で熱し、にんにくを香りが出るまで炒め、じゃがいもとたこを入れて中火で炒める。
❸②に火が通ったら**「塩こうじ＋トマト水煮」やせ玉**を加え、さっと炒める。
❹器に盛り、黒こしょうとパセリをふる。

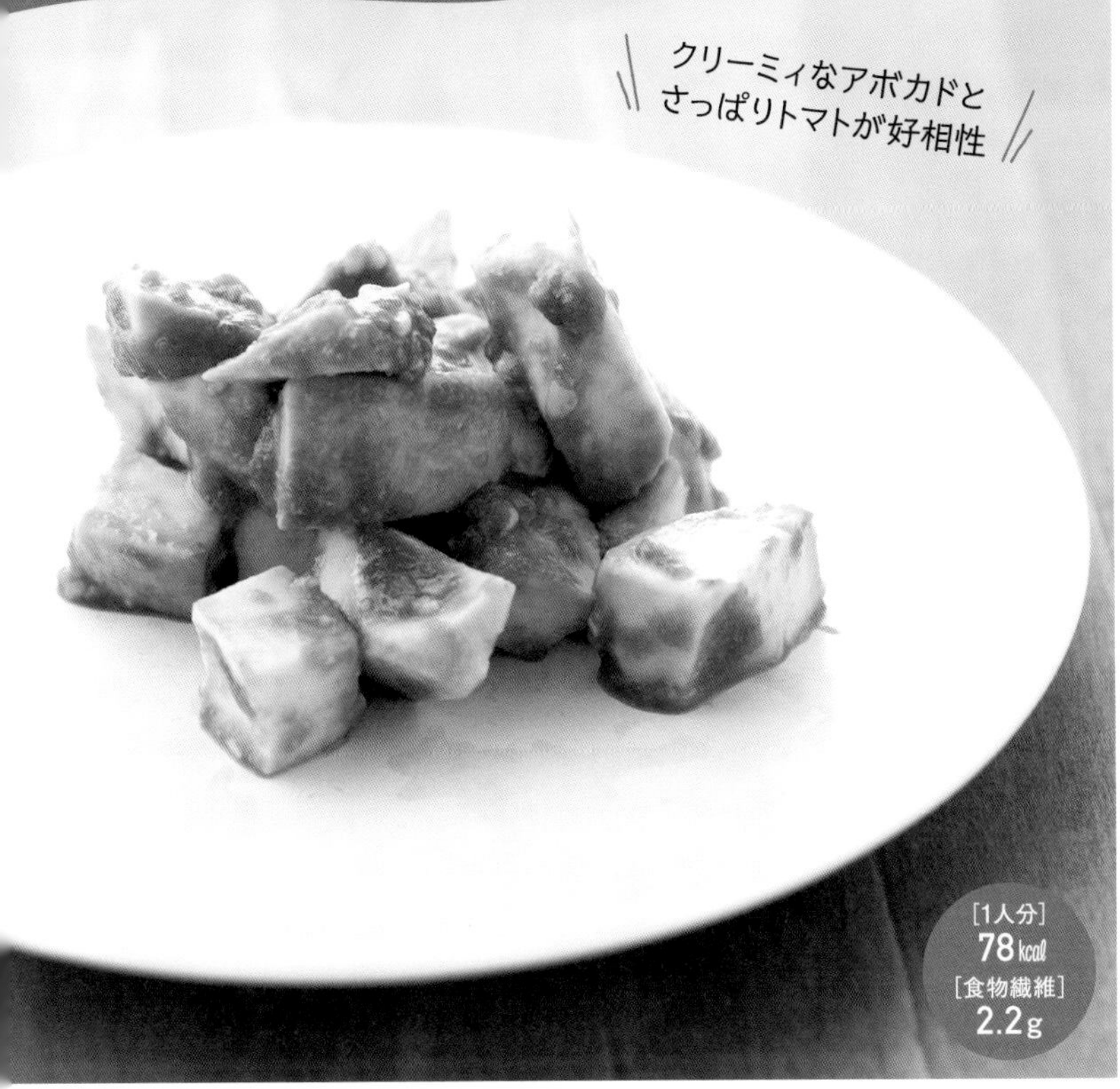

クリーミィなアボカドと
さっぱりトマトが好相性

［1人分］
78 kcal
［食物繊維］
2.2 g

アボカドトマト

● **材料（2人分）**

「塩こうじ＋トマト水煮」やせ玉…… 2個
アボカド（1cm角に切る）… 1/2個分（80ｇ）

● **作り方**

ボウルに**「塩こうじ＋トマト水煮」やせ玉**とアボカドを入れ、混ぜる。

ワンポイントアドバイス

アボガドは腸のベストフレンド

アボカドには食物繊維がバナナ約５本分も含まれています。この食物繊維が腸の大掃除をしてくれます。さらに抗酸化作用の強いビタミンEが豊富で、さらに血流を促す作用があり、冷え対策にも。

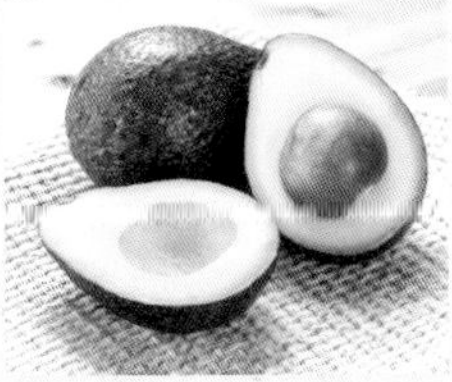

しょうゆこうじを使って

しょうゆこうじをベースとした「やせ玉」2つがこちら。ひとつめは「すりおろしりんご」。りんごに含まれているペクチンは、胃や腸で吸収されずに大腸まで届きます。それによって、腸内のコレステロールを吸着し、便として体外に排出する効果が期待できます。

もうひとつが「すりおろし玉ねぎ」を加えた「やせ玉」。オリゴ糖の含有量は野菜のなかでもトップクラス。すりおろすことによって甘みが増し消化もよくなります。

しょうゆこうじのうまみをグンと
まろやかにする「すりおろしりんご」
洋風にも和風にも、幅広いメニューに！

「しょうゆこうじ＋すりおろしりんご」やせ玉

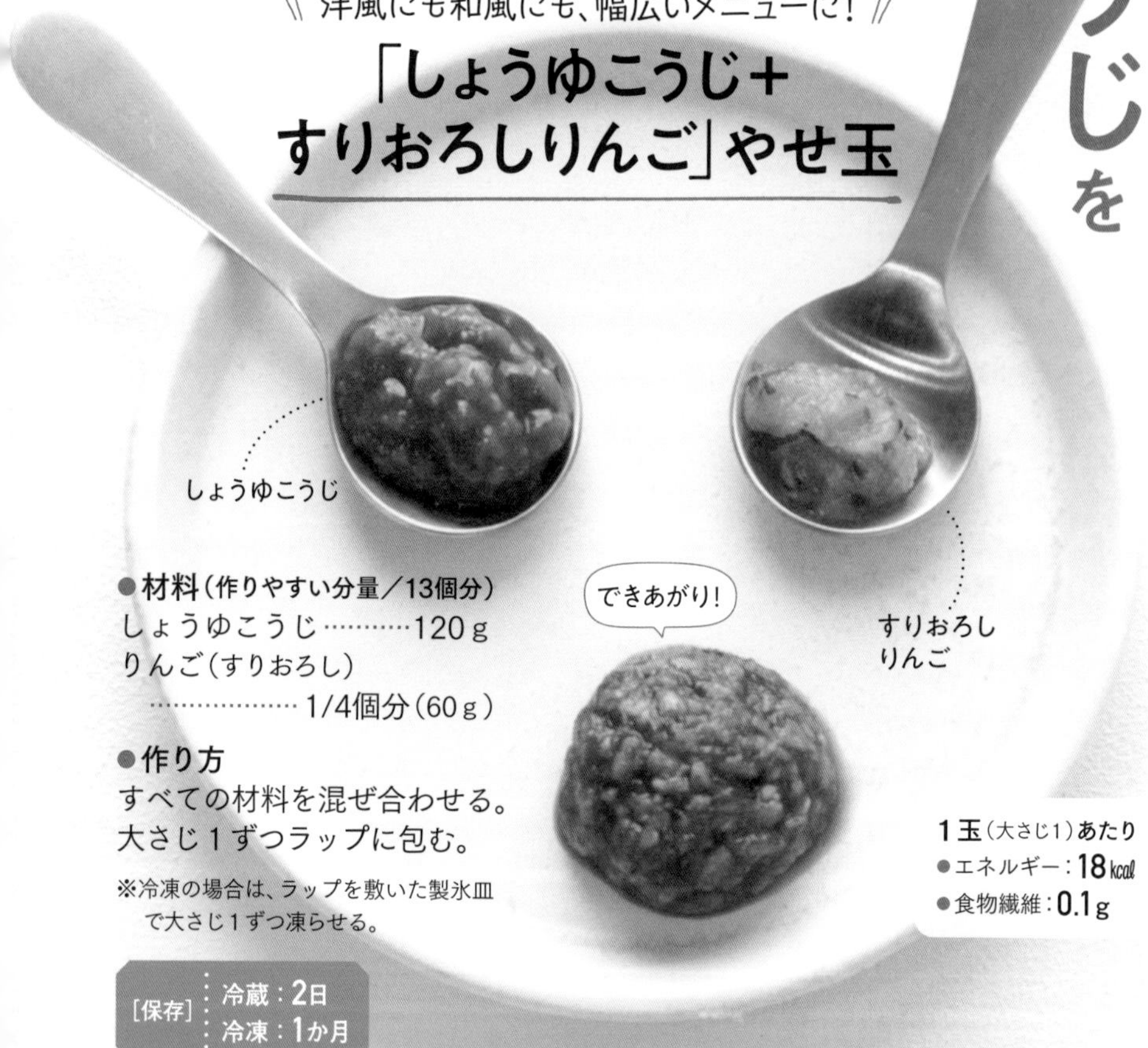

しょうゆこうじ
すりおろしりんご
できあがり！

●材料（作りやすい分量／13個分）
しょうゆこうじ…………120ｇ
りんご（すりおろし）
…………………1/4個分（60ｇ）

●作り方
すべての材料を混ぜ合わせる。
大さじ１ずつラップに包む。

※冷凍の場合は、ラップを敷いた製氷皿で大さじ１ずつ凍らせる。

［保存］ 冷蔵：2日
冷凍：1か月

１玉（大さじ1）あたり
●エネルギー：18kcal
●食物繊維：0.1g

風味豊かな混ぜご飯が
あっというまに

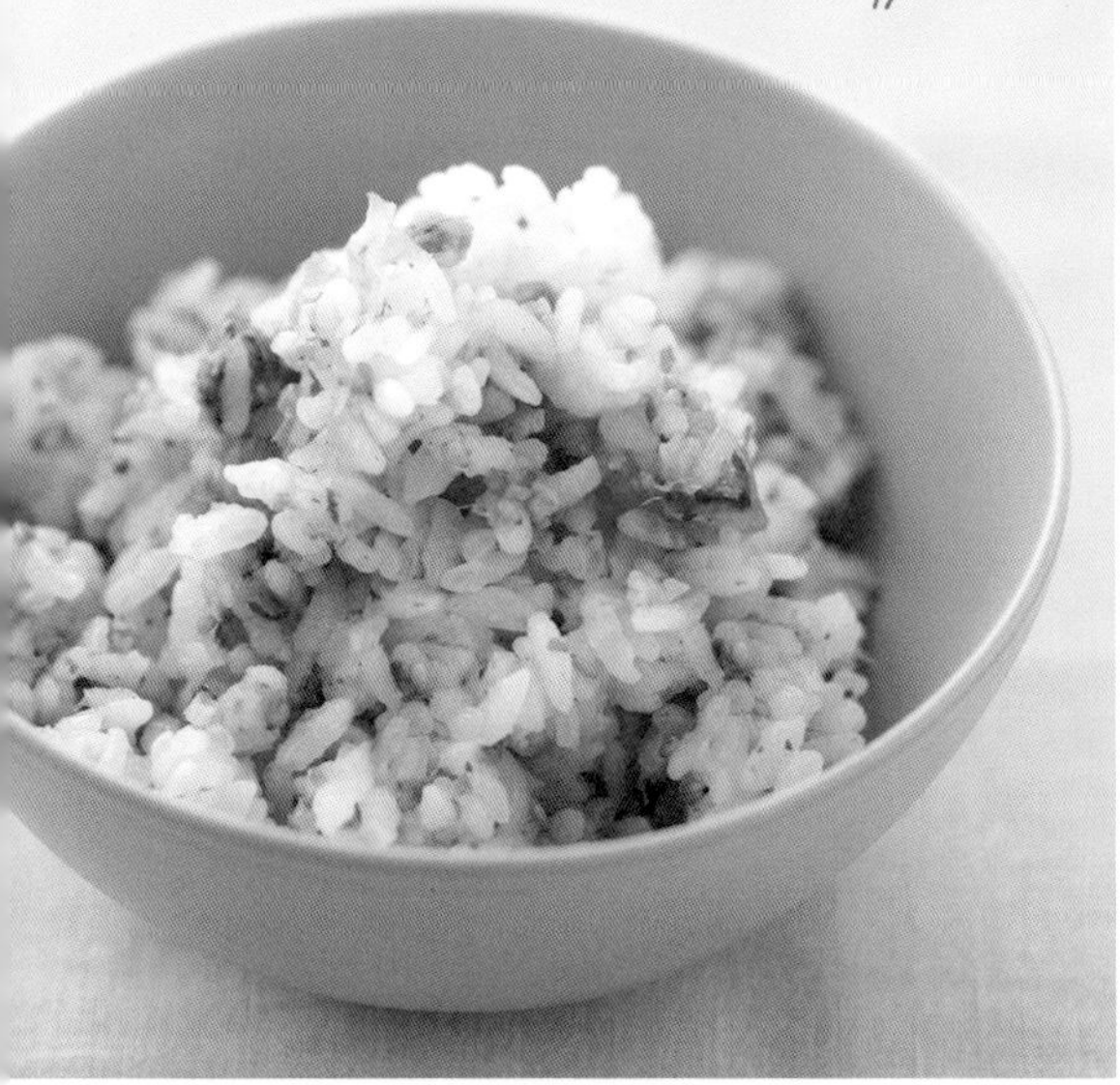

さっぱり混ぜご飯

● **材料**（作りやすい分量）

**「しょうゆこうじ＋
すりおろしりんご」やせ玉**… 2個
温かいご飯 ……………………… 120g
削り節 …………………… 1袋（約2.5g）
白いりごま ………………… 小さじ1

● **作り方**

すべての材料を混ぜる。

［1人分］
238kcal
［食物繊維］
2.3g

電子レンジを使った時短料理
りんごの甘みがふわっと香る

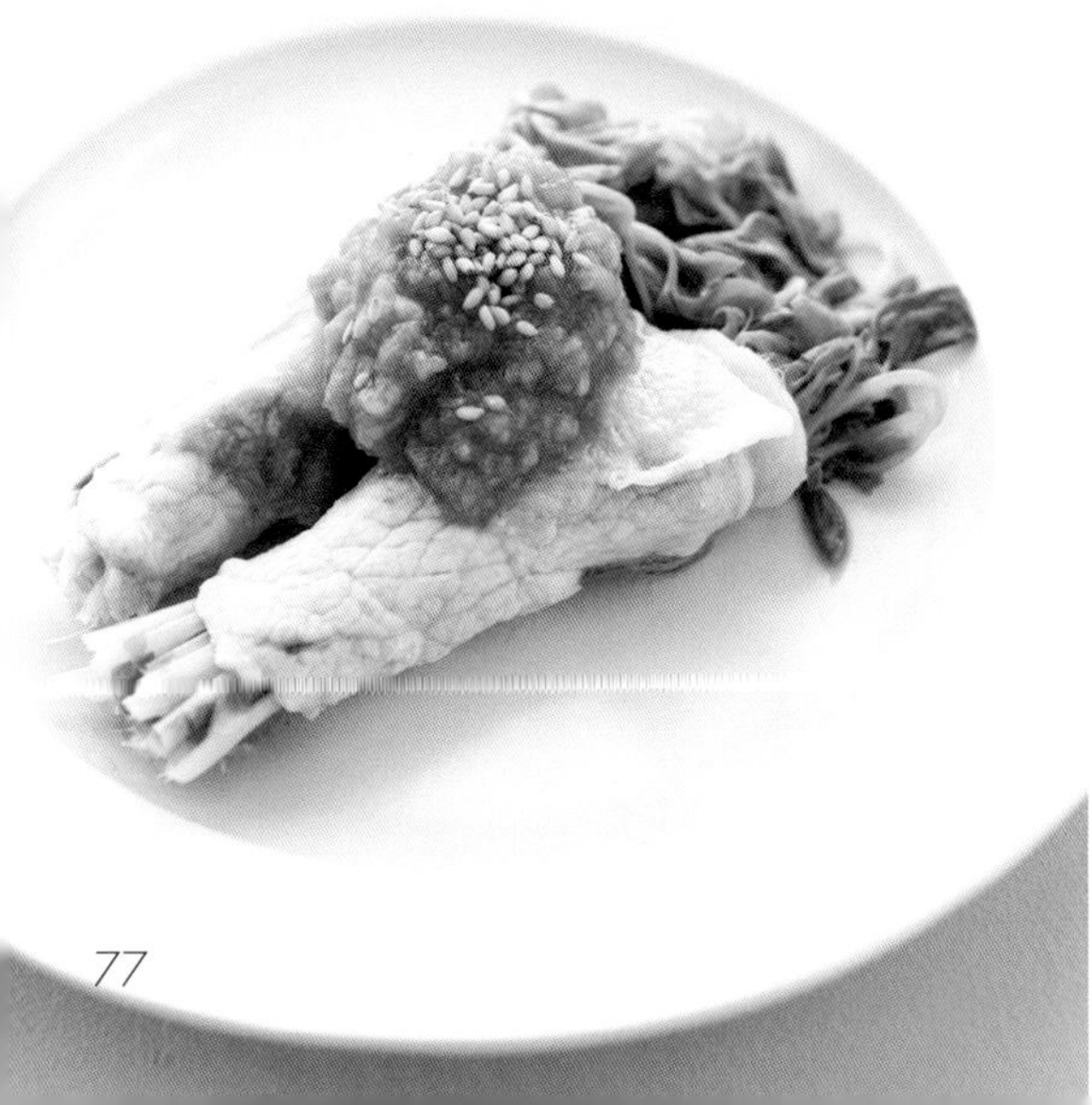

豆苗の豚肉巻き

● **材料**（1人分）

**「しょうゆこうじ＋
すりおろしりんご」やせ玉**… 1個
豆苗（根元を切る）………1/2袋（50g）
豚薄切り肉（赤身）……… 3枚（60g）
白いりごま ………………… 小さじ1

● **作り方**

❶ 豆苗を3等分して豚肉1枚でそれぞれ巻き、耐熱容器に入れラップをして電子レンジで2分30秒加熱する。

❷ ①に**「しょうゆこうじ＋すりおろしりんご」やせ玉**とごまをかける。

［1人分］
130kcal
［食物繊維］
1.6g

しょうゆこうじ豆腐

淡白な豆腐が
ちょっとしたごちそうに

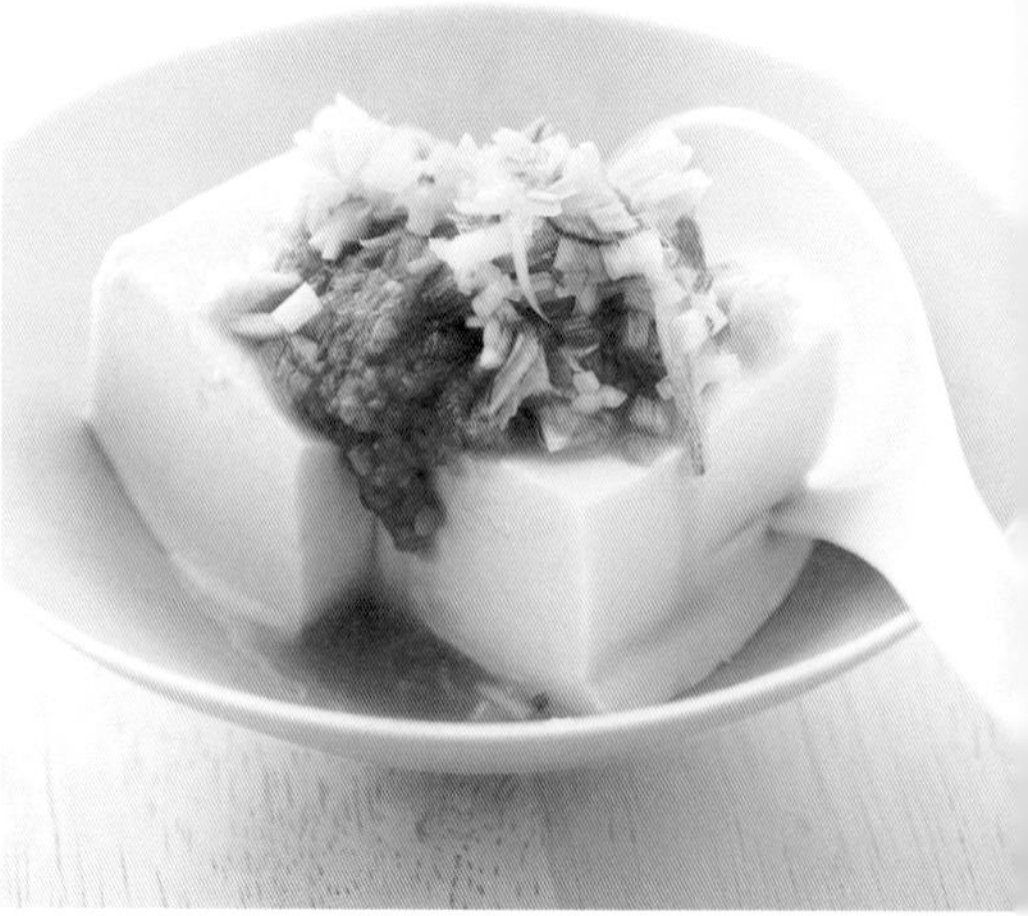

●材料（2人分）

「しょうゆこうじ＋
すりおろしりんご」やせ玉………… 1個
絹ごし豆腐 ……………………… 1丁（400g）
しょうが（みじん切り）……… 1かけ分（5g）
みょうが（みじん切り）………1/2個分（10g）

●作り方

食べやすく切った絹ごし豆腐の上に**「しょうゆこうじ＋すりおろしりんご」やせ玉**をかけ、しょうがとみょうがをのせる。

［1人分］
134kcal
［食物繊維］
2.1g

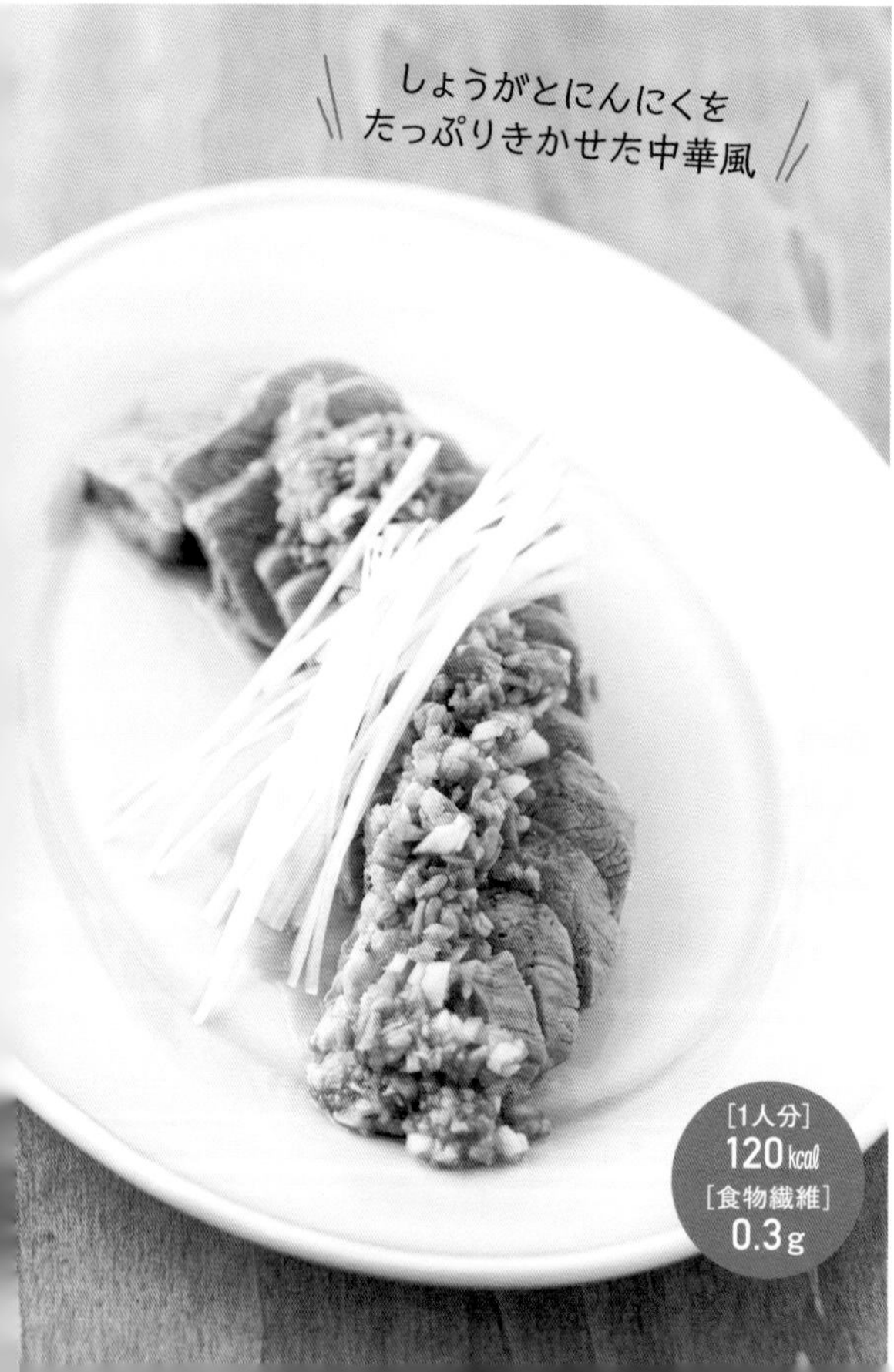
しょうがとにんにくを
たっぷりきかせた中華風

ローストポーク

●材料（1～2人分）

豚ロースかたまり肉…………… 200g
しらがねぎ ………………1/6本分（20g）
A（混ぜておく）
「しょうゆこうじ＋
すりおろしりんご」やせ玉… 2個
しょうが（すりおろし）
…………………… 小さじ1/2（3g）
にんにく（すりおろし）
…………………… 小さじ1/2（3g）
酒 ……………………………… 大さじ2

●作り方

❶豚かたまり肉の表面に10か所程度フォークで穴をあける。
❷①を耐熱容器に入れ、ラップをして電子レンジで6分加熱し、裏返してラップをし、さらに2分加熱する。
❸Aを耐熱容器に入れ、ラップをして電子レンジで1分加熱する。
❹②を7㎜幅に切って③をかけ、しらがねぎをのせる。

［1人分］
120kcal
［食物繊維］
0.3g

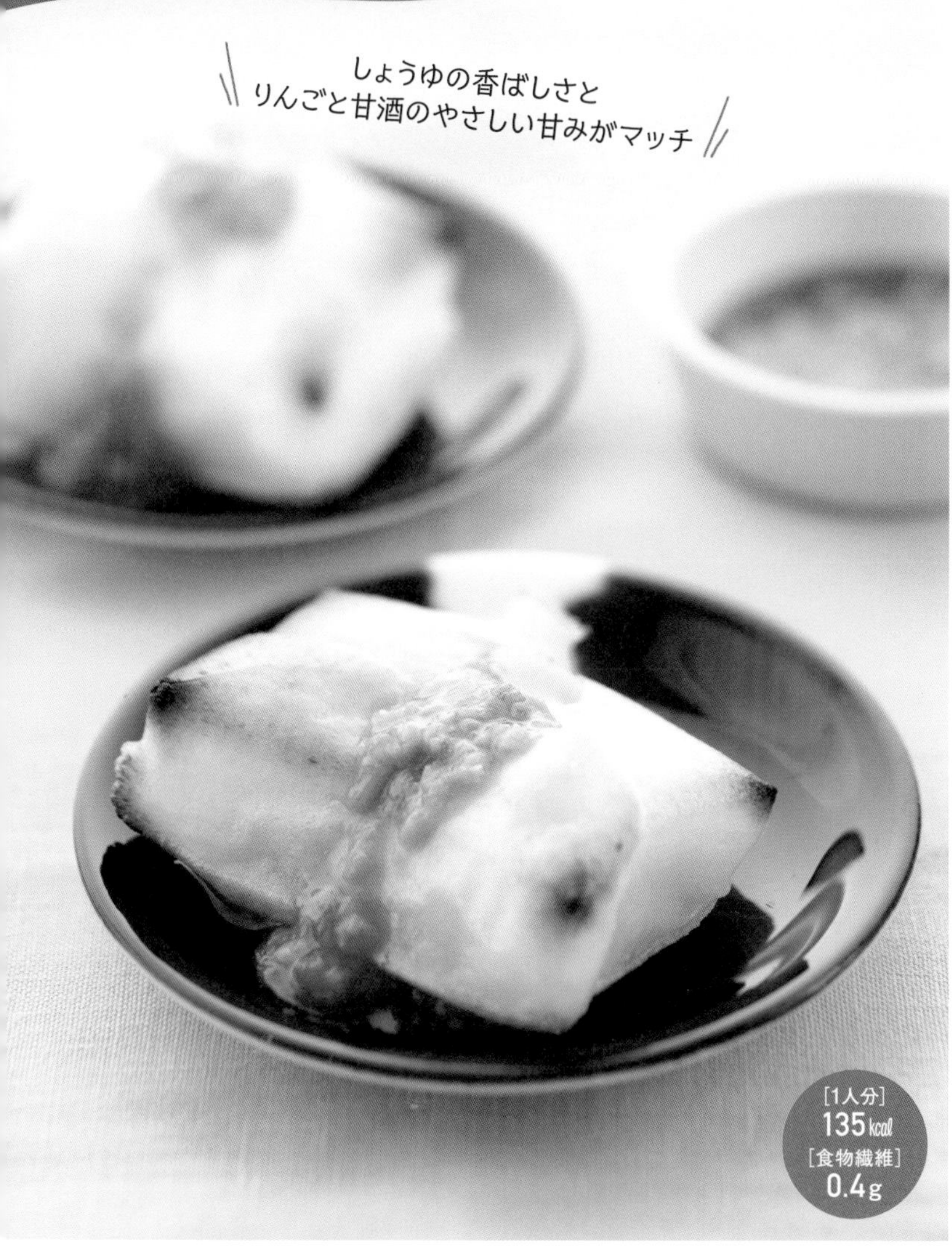
しょうゆの香ばしさと
りんごと甘酒のやさしい甘みがマッチ
［1人分］
135kcal
［食物繊維］
0.4g

みたらし団子風もち

●材料（2人分）

もち……………………………… 2個（100g）

A（混ぜておく）

「しょうゆこうじ＋すりおろしりんご」
やせ玉………………………………… 1個

甘酒……………………… 大さじ1と1/2

●作り方

❶ もちの表面にAを塗る。

❷ オーブントースターに①を並べ、200度で7分程度焦げ目がつくまで焼く。器に盛り、残ったAをかける。

玉ねぎの血液サラサラ効果も期待！
すりおろすことで味もマイルドに

「しょうゆこうじ＋すりおろし玉ねぎ」やせ玉

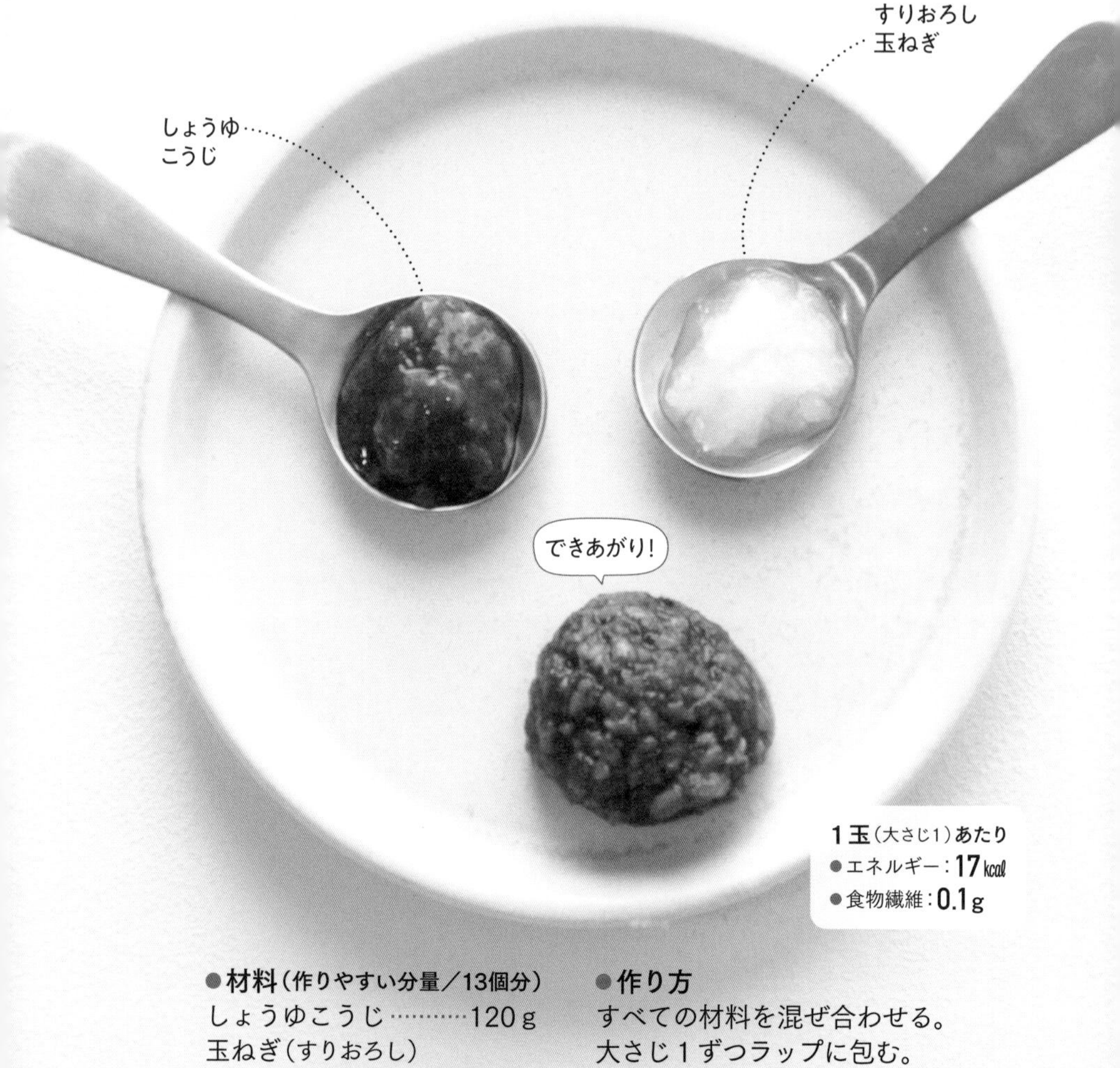
しょうゆ
こうじ
すりおろし
玉ねぎ
できあがり！

1玉（大さじ1）あたり
●エネルギー：17kcal
●食物繊維：0.1g

●**材料**（作りやすい分量／13個分）

しょうゆこうじ……120g
玉ねぎ（すりおろし）……1/4個分（60g）

［保存］ 冷蔵：2日
冷凍：1か月

●**作り方**

すべての材料を混ぜ合わせる。
大さじ1ずつラップに包む。

※冷凍の場合は、ラップを敷いた製氷皿で大さじ1ずつ凍らせる。

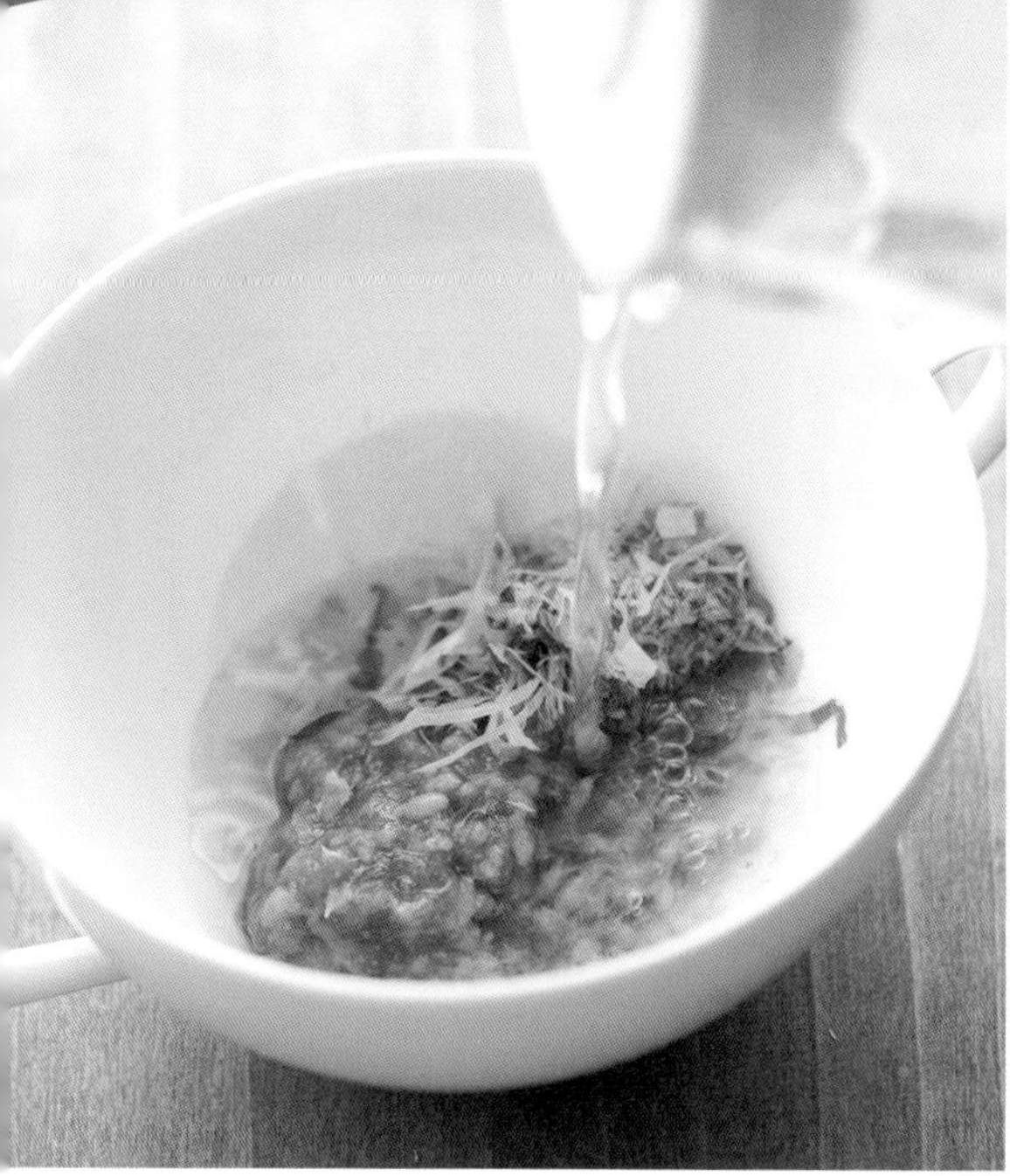

疲れて元気のないときにも
うれしい、ヘルシースープ

基本のスープ

●材料（1人分）

「しょうゆこうじ＋
すりおろし玉ねぎ」やせ玉…１個
削り節……………………1/2袋（約１g）
お湯……………………………………150mℓ

●作り方

「しょうゆこうじ＋すりおろし玉ねぎ」やせ玉と削り節を器に入れ、お湯を注いでよくかき混ぜる。

［1人分］
20kcal
［食物繊維］
0.1g

小松菜のおひたし

こうじのほのかな甘みで
青菜のえぐみがまろやかに

●材料（1人分）

「しょうゆこうじ＋
すりおろし玉ねぎ」やせ玉…１個
小松菜（5cm長さに切る）
……………………… 1/2束分（100g）
白いりごま………… 小さじ１（2.5g）
削り節…………………… 1/2袋（約1g）

●作り方

❶ 小松菜を耐熱容器に入れ、ラップをかけ電子レンジで２分加熱し、水気をきる。

❷ ボウルに「しょうゆこうじ＋すりおろし玉ねぎ」やせ玉とすりごまを入れて①を加え、混ぜて器に盛り、削り節をかける。

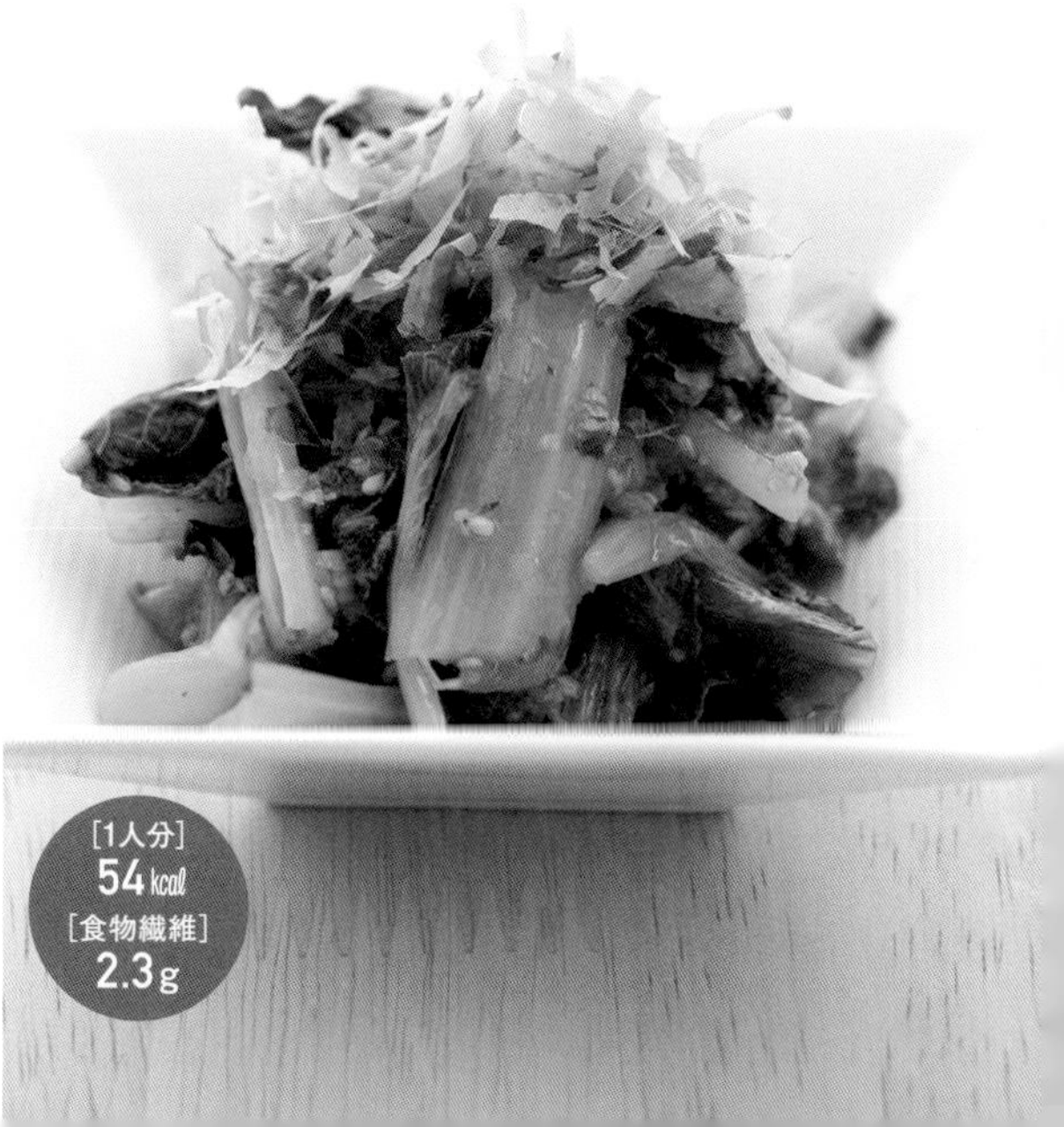

［1人分］
54kcal
［食物繊維］
2.3g

親子とじ煮

● 材料（2人分）

「しょうゆこうじ＋
　すりおろし玉ねぎ」やせ玉……1個
鶏むね肉（皮なし／ひと口大に切る）
……100ｇ
玉ねぎ（薄切り）……1/4個分（60ｇ）
小松菜（5㎝長さに切る）
……1/4束分（50ｇ）
溶き卵……1個分
だし汁……80㎖

● 作り方

❶ だし汁と**「しょうゆこうじ＋すりおろし玉ねぎ」やせ玉**を鍋に入れ、沸騰させる。
❷ 沸騰したら、鶏むね肉、玉ねぎ、小松菜を加える。煮立ったら火を弱め、５分程度煮る。
❸ 溶き卵を流し入れ、ふたをして卵が半熟になったら火を止める。

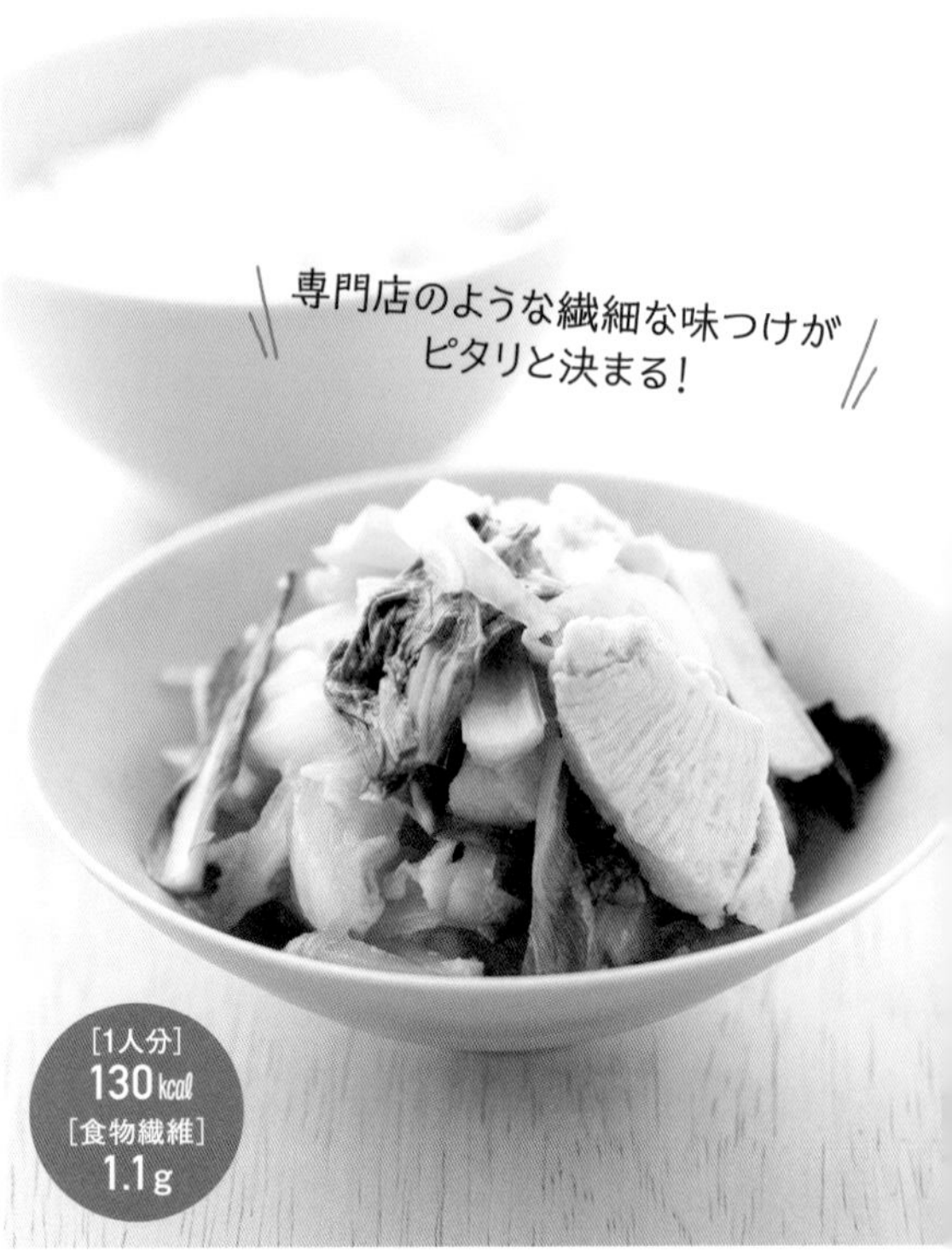

専門店のような繊細な味つけがピタリと決まる！

［1人分］130kcal
［食物繊維］1.1g

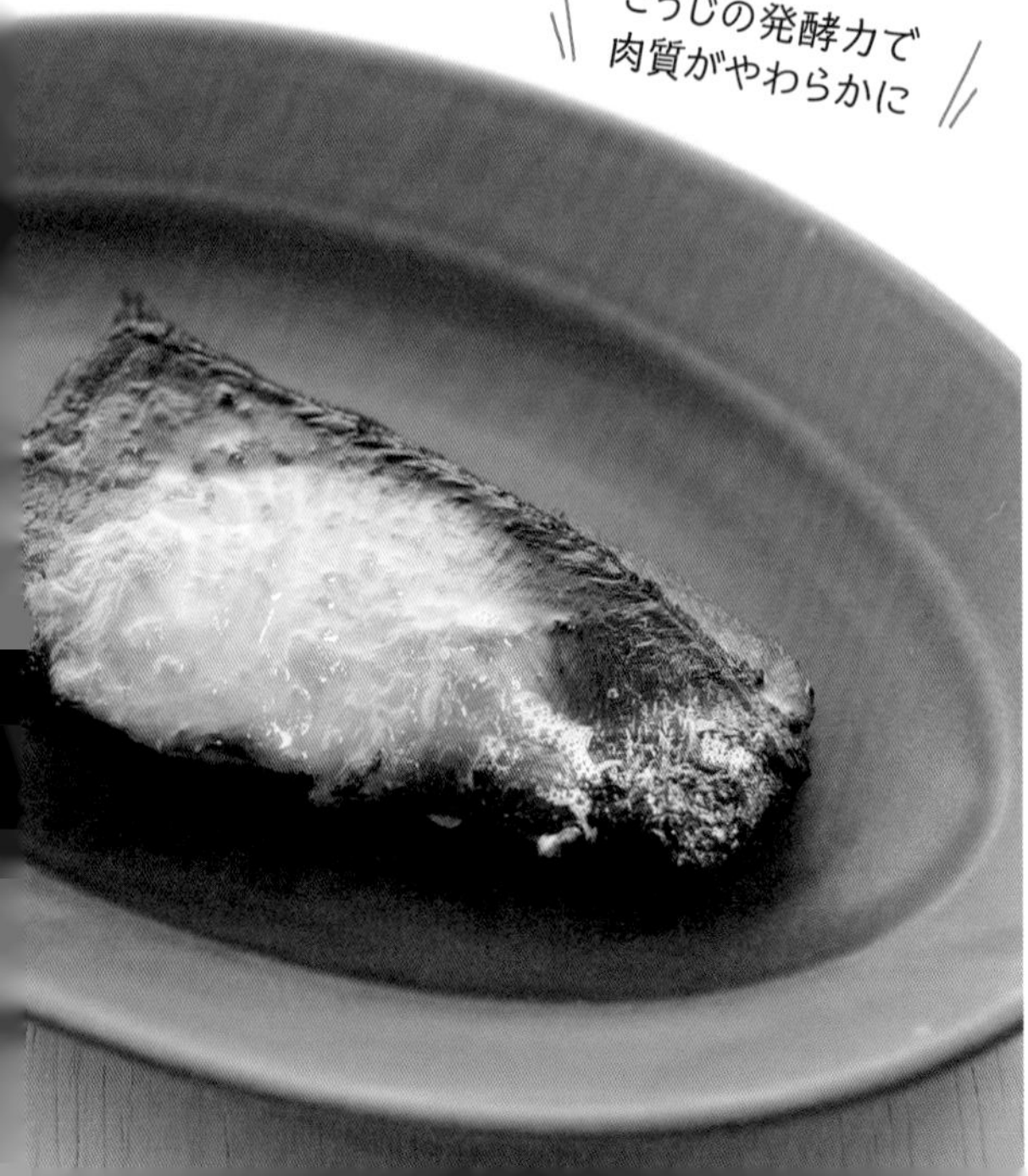

こうじの発酵力で肉質がやわらかに

ぶりの照り焼き

● 材料（1人分）

「しょうゆこうじ＋
　すりおろし玉ねぎ」やせ玉…1個
ぶり……1切れ（80ｇ）
サラダ油……小さじ1

● 作り方

❶ ぶりに**「しょうゆこうじ＋すりおろし玉ねぎ」やせ玉**を塗り、ラップに包んで冷蔵庫に２時間おく。
❷ フライパンに油をひいて熱し、ぶりを焼く。

［1人分］259kcal
［食物繊維］0.1g

白身魚やサーモンに
かえてもおいしい

かつおの カルパッチョ

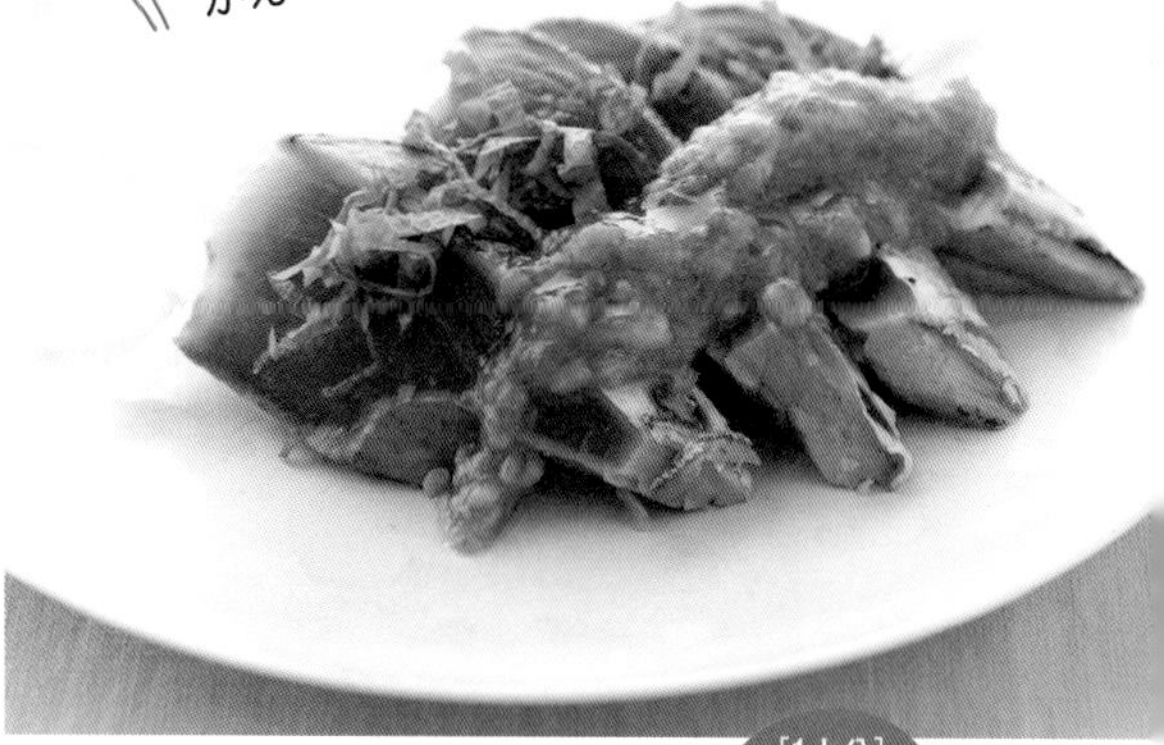

●材料（2人分）

かつおのたたき（ひと口大に切る）……………………………100g
玉ねぎ（薄切り）………1/4個分（60g）
青じそ（せん切り）………………1枚分
A（混ぜておく）
「しょうゆこうじ＋すりおろし玉ねぎ」やせ玉……………1個
えごまオイル……………大さじ1

●作り方

器に玉ねぎを盛りつけ、かつおのたたき、A、青じそをのせる。

［1人分］131kcal
［食物繊維］0.6g

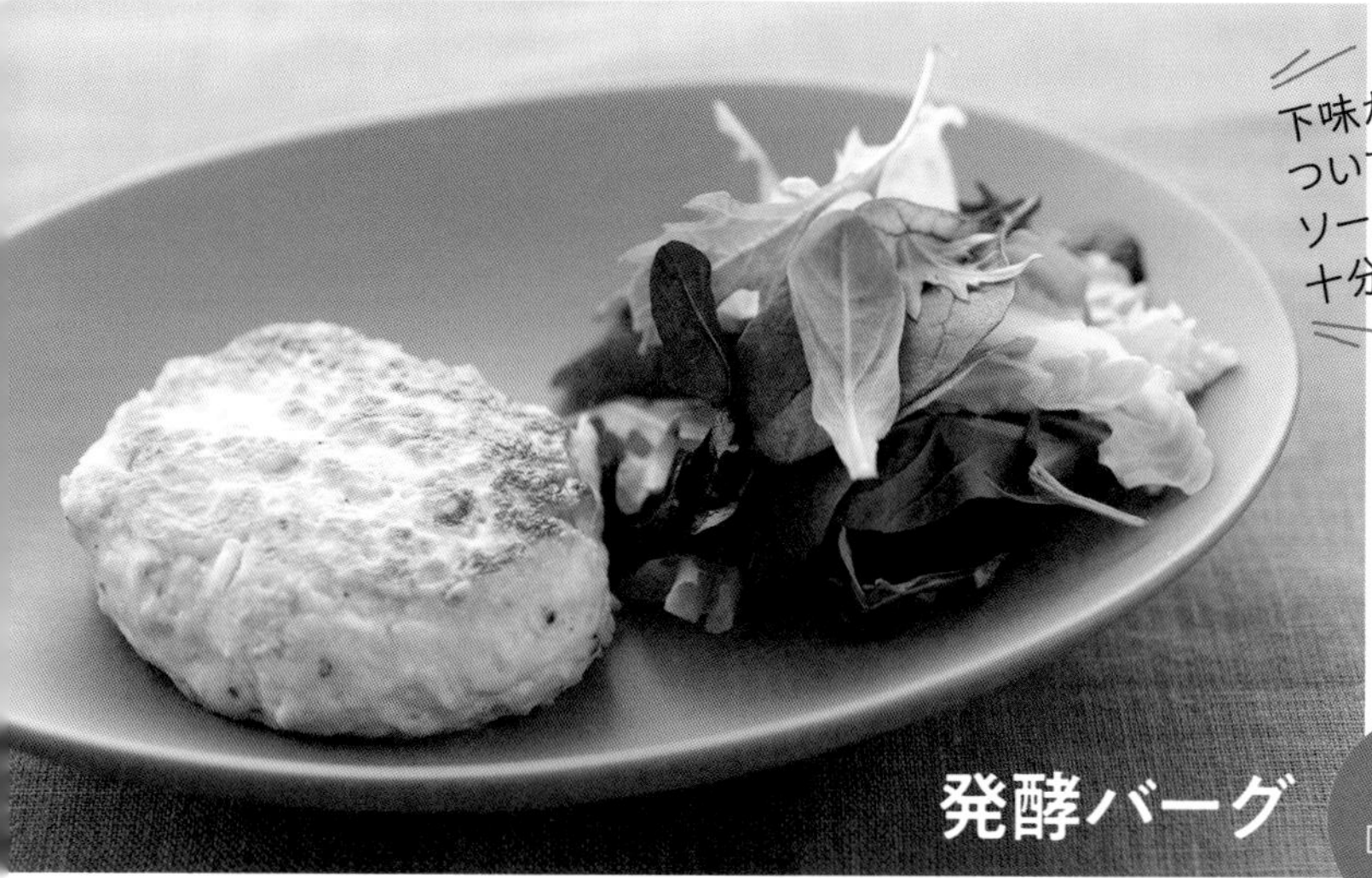

下味がしっかりと
ついているので
ソースなしでも
十分おいしい

発酵バーグ

［1人分］281kcal
［食物繊維］0.4g

●材料（2人分）

「しょうゆこうじ＋すりおろし玉ねぎ」やせ玉………1個
合いびき肉…………………………200g
絹ごし豆腐（水きりする）……1/6丁（50g）
サラダ油…………………………大さじ1

●作り方

❶ボウルにサラダ油以外の材料を入れ混ぜ合わせる。2等分し、楕円形にまとめる。
❷フライパンにサラダ油を熱し、①を弱火で2〜3分焼く。
❸②を裏返し、ふたをして弱火で7〜8分蒸し焼きにする。器に盛り、つけあわせにベビーリーフ（分量外）を添える。

酒かす、みそのダブル発酵食品に、
食物繊維豊富なえのきをプラス

「酒かす+みそ+みじん切りえのき」やせ玉

1玉（大さじ1）**あたり**
- エネルギー：**22** kcal
- 食物繊維：**0.7**g

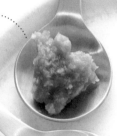

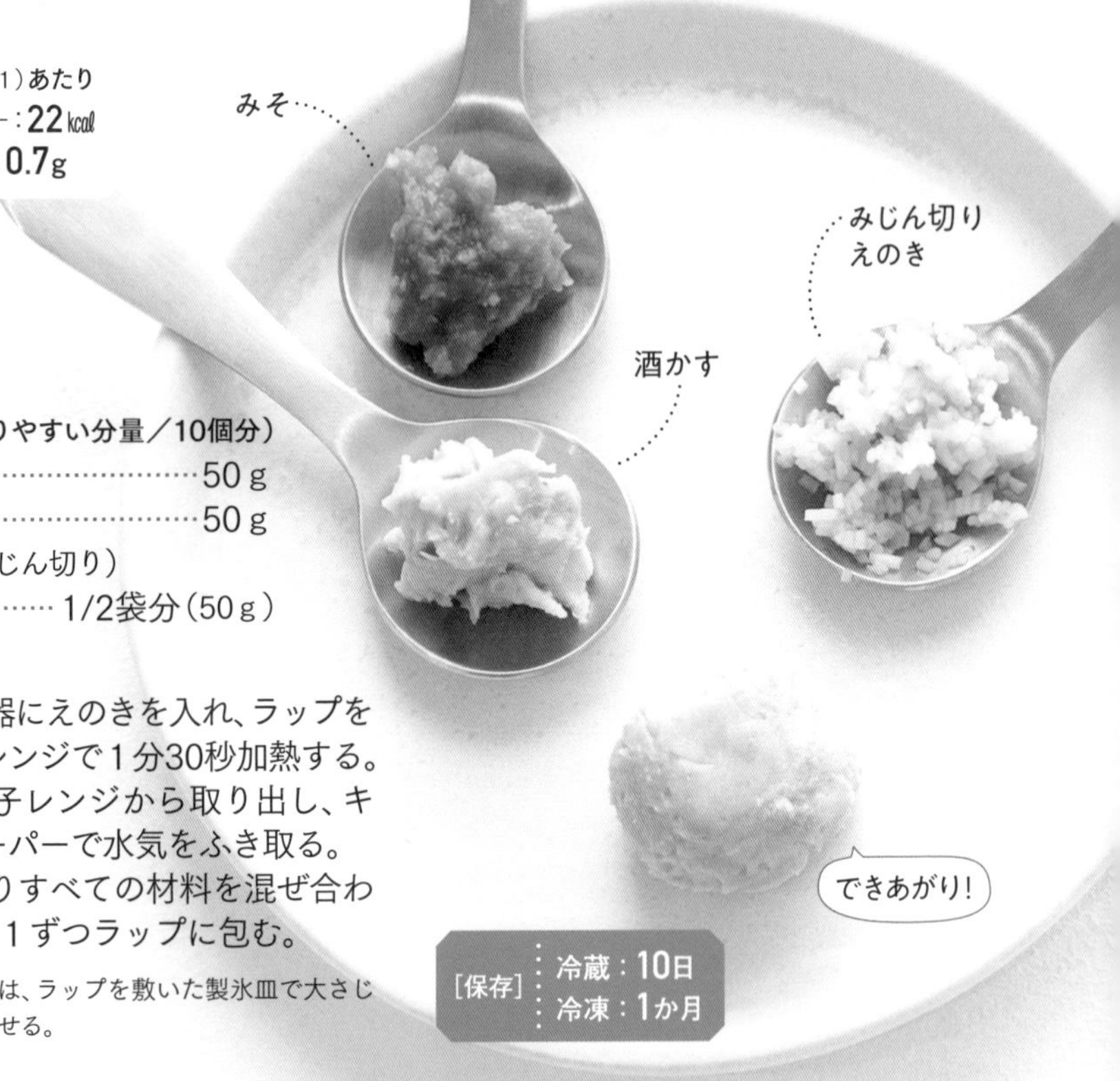

●材料（作りやすい分量／10個分）

酒かす……………………………50g
みそ ……………………………50g
えのき（みじん切り）
　……………… 1/2袋分（50g）

●作り方

❶ 耐熱容器にえのきを入れ、ラップをかけ電子レンジで1分30秒加熱する。
❷ ①を電子レンジから取り出し、キッチンペーパーで水気をふき取る。
❸ ②と残りすべての材料を混ぜ合わせ、大さじ1ずつラップに包む。

※冷凍の場合は、ラップを敷いた製氷皿で大さじ1ずつ凍らせる。

［保存］ 冷蔵：10日
冷凍：1か月

酒かすを使って

酒かすをベースとする2種類の「やせ玉」をご紹介。ひとつめは、みそとえのきをミックスしたもの。「えのき」に含まれる「エノキタケリノール酸」が、腸内の余分な油が血管に吸収されるのを防ぐほか、「キノコキトサン」が老廃物やよけいな油を体外に排出させるといわれています。

もうひとつが「はちみつ」を加えた「やせ玉」。腸内のビフィズス菌をふやすグルコン酸を豊富に含むので、腸を活発にします。

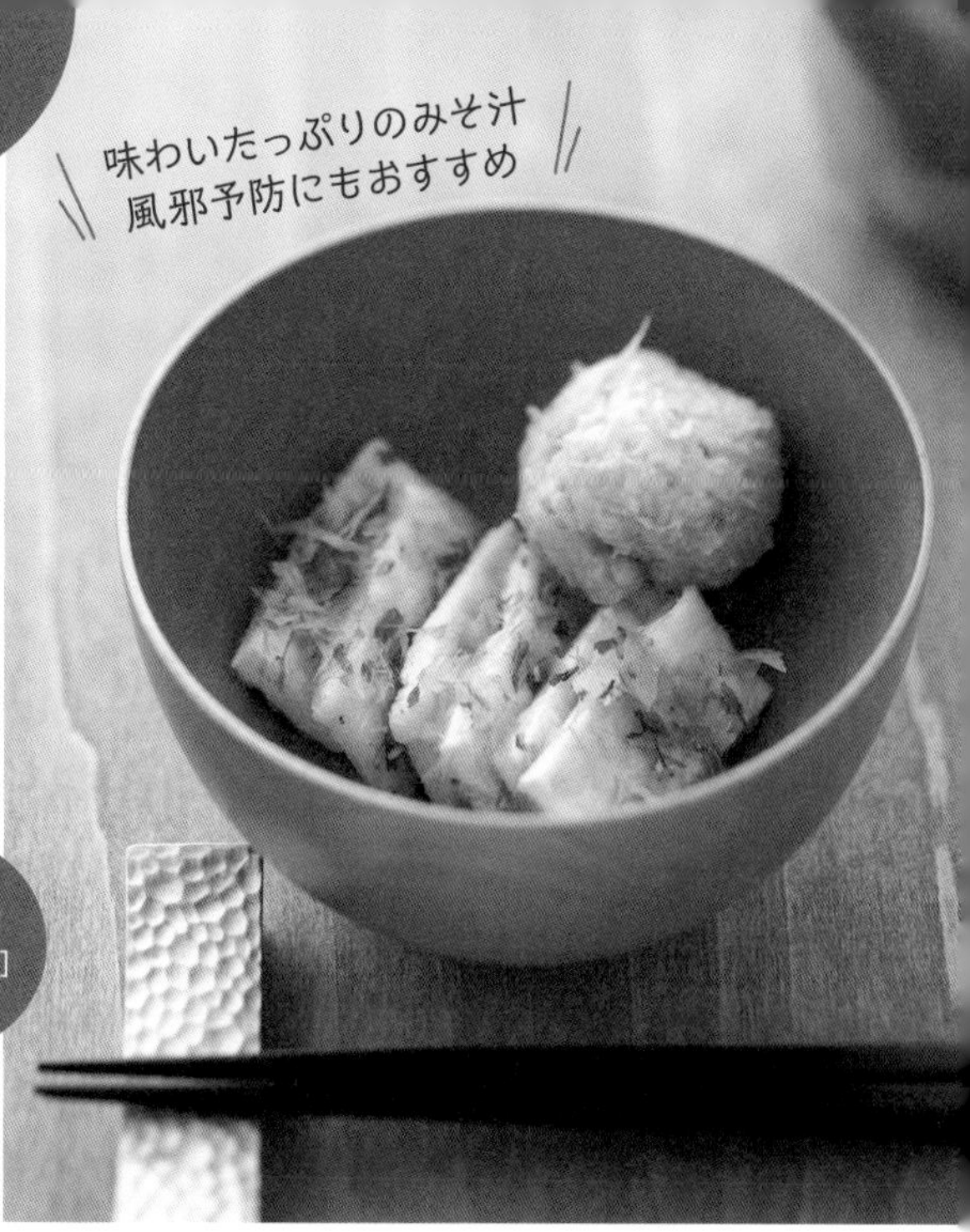
味わいたっぷりのみそ汁
風邪予防にもおすすめ

酒かすのみそ汁

●材料（1人分）

「酒かす＋みそ＋みじん切りえのき」
やせ玉……………………………… 2個
油揚げ（短冊切り）………1/3枚分（20ｇ）
削り節…………………… 1/2袋（約1ｇ）
お湯…………………………………… 120mℓ

●作り方

器に**「酒かす＋みそ＋みじん切りえのき」やせ玉**、油揚げ、削り節を入れ、お湯を注いでよくかき混ぜる。

［1人分］
131kcal
［食物繊維］
1.7g

混ぜるだけの手軽さ！
おつまみにもうってつけ

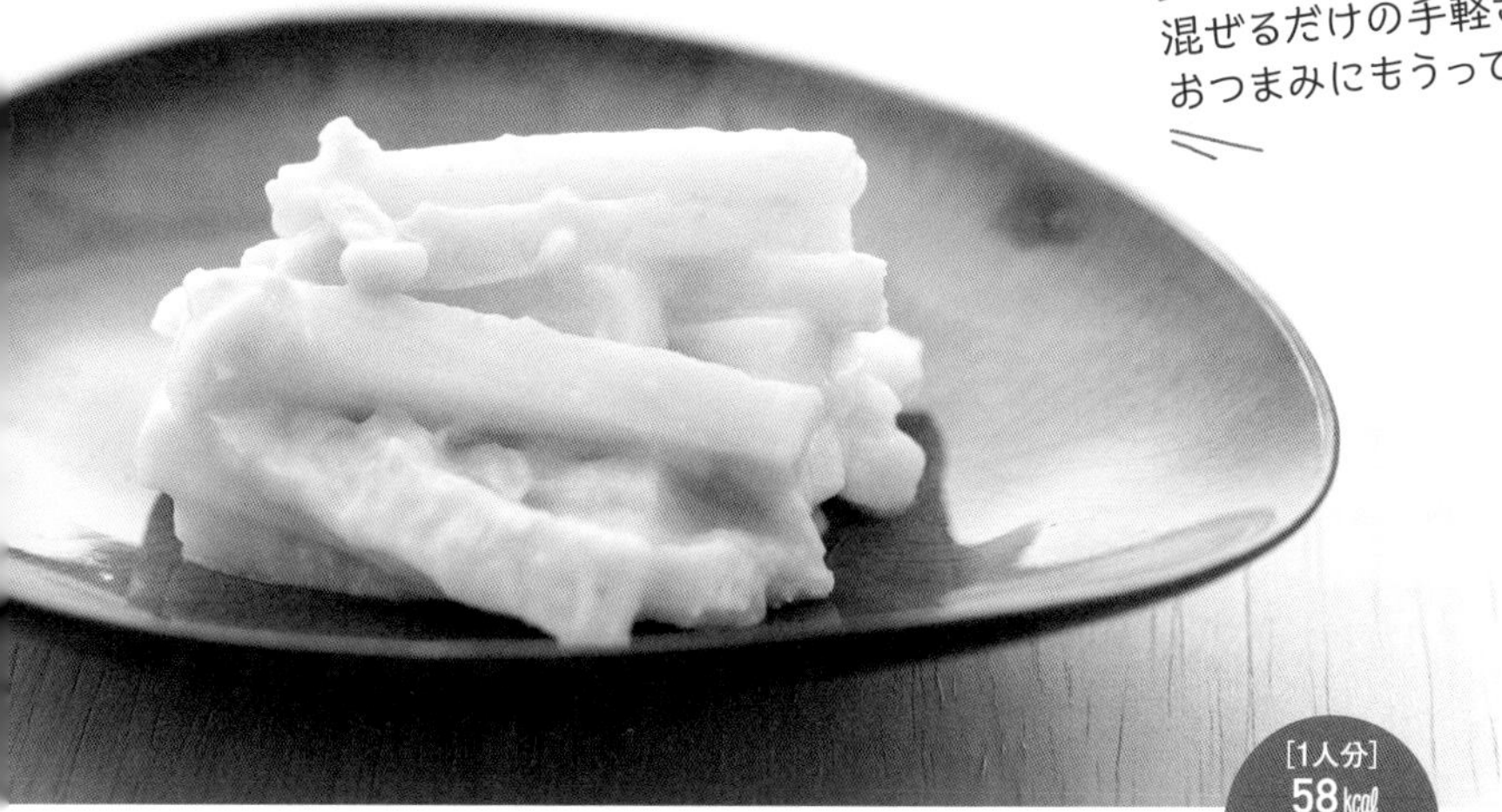

［1人分］
58kcal
［食物繊維］
1.3g

山いもの酒かすみそ漬け

●材料（1人分）

「酒かす＋みそ＋みじん切りえのき」
やせ玉……………………………… 2個
山いも（拍子木切り）…………………50ｇ

●作り方

山いもに**「酒かす＋みそ＋みじん切りえのき」やせ玉**を混ぜ合わせ、ラップに包み、冷蔵庫で1時間おく。

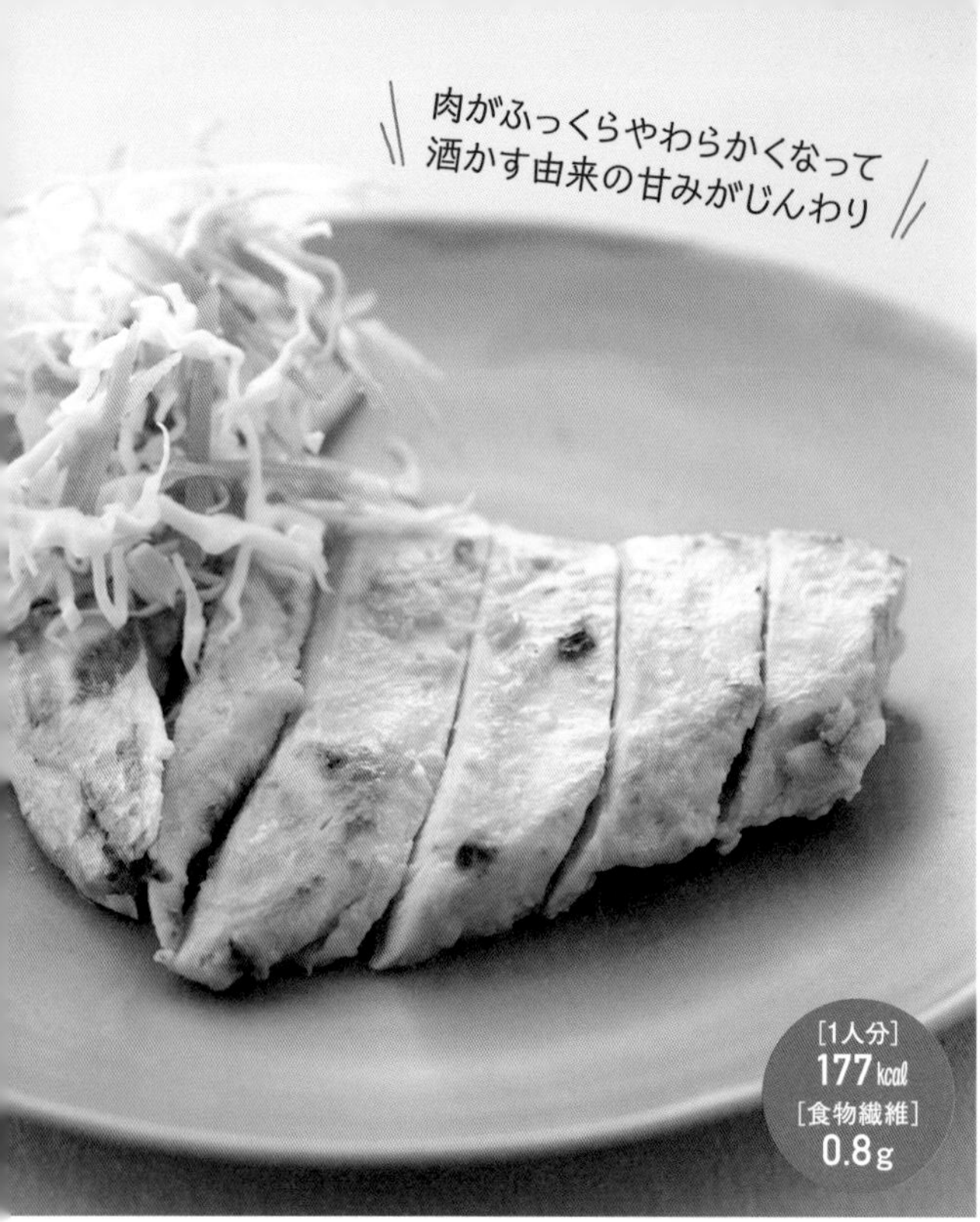

肉がふっくらやわらかくなって
酒かす由来の甘みがじんわり

［1人分］
177kcal
［食物繊維］
0.8g

鶏むね肉の酒かすみそ漬け

●**材料**（1人分）

鶏むね肉（皮なし）……………………1/2枚（100g）
サラダ油……………小さじ1/2
A（混ぜておく）
 「酒かす＋みそ＋みじん切りえのき」やせ玉……… 1個
 酒 ……………………… 大さじ1

●**作り方**

❶鶏むね肉にAを塗り、冷蔵庫で2時間程度おく。
❷フライパンにサラダ油を弱めの中火で熱し、両面に焼き目がつくまで焼く。器に盛り、せん切りキャベツ、にんじん（分量外）を添える。

豆腐の酒かすみそ漬け

●**材料**（2人分）

「酒かす＋みそ＋みじん切りえのき」やせ玉………… 3個
絹ごし豆腐（水きりする）…………………… 1/2丁（200g）

●**作り方**

❶キッチンペーパーの上に**「酒かす＋みそ＋みじん切りえのき」やせ玉**を薄く広げ、絹ごし豆腐をのせて包む。
❷冷蔵庫で1～3日程度おき、食べやすい大きさに切る。お好みで**「酒かす＋みそ＋みじん切りえのき」やせ玉**（分量外）を添える。

豆腐の水分が抜けて
まるでチーズのような風味に

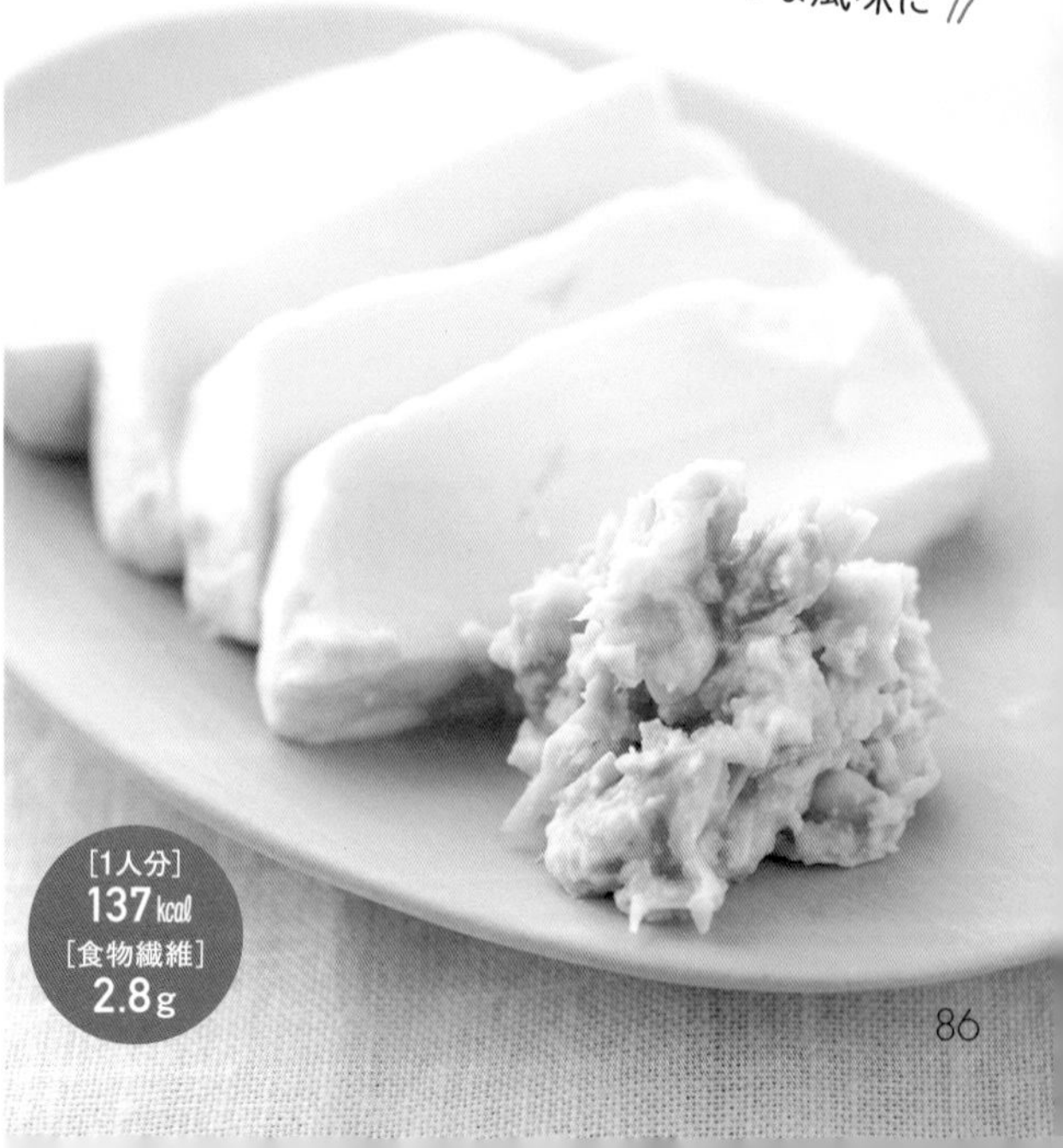

［1人分］
137kcal
［食物繊維］
2.8g

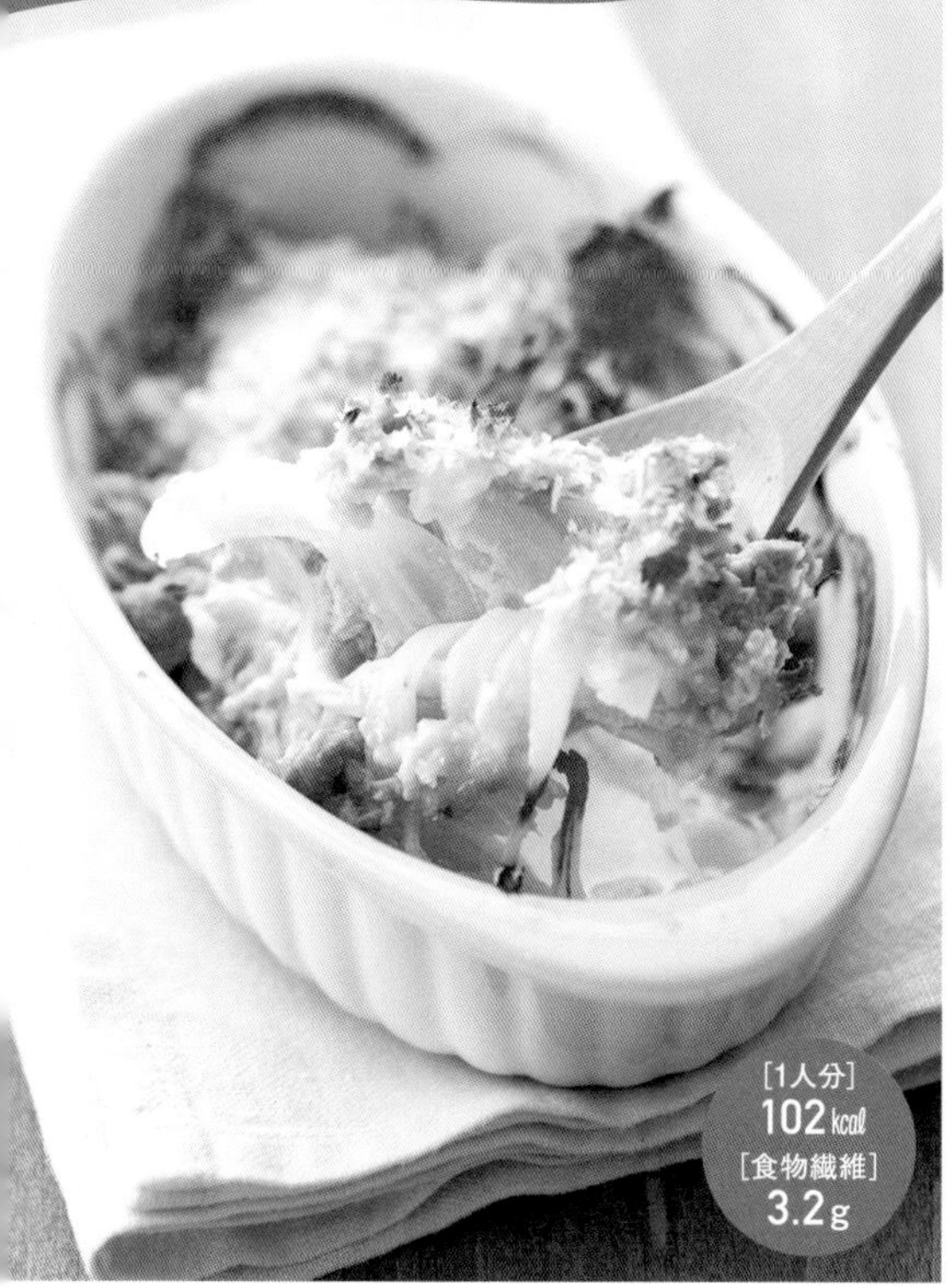

［1人分］
102 kcal
［食物繊維］
3.2g

豆乳を使うから
ヘルシーな仕上がり

きのことみその酒かすグラタン風

● 材料（1人分）

エリンギ（ひと口大にさく）……………………………… 1本分（40g）
玉ねぎ（薄切り）…………1/4個分（60g）
ツナ水煮缶（食塩不使用／水気をきる）……………………………… 1/2缶（40g）
パン粉………………………………小さじ2
A（混ぜておく）
「酒かす＋みそ＋みじん切りえのき」やせ玉……………………………… 1個
無調整豆乳…………………… 大さじ2

● 作り方

❶ 耐熱容器にエリンギ、玉ねぎ、ツナ水煮缶を入れ、Aとパン粉をかける。
❷ 250度に予熱したオーブンで12分ほど、焼き目がつくまで加熱する。

鮭の酒かすみそ漬け

● 材料（1人分）

生鮭 ……………………………… 1切れ（80g）
サラダ油………………………………小さじ1
A（混ぜておく）
「酒かす＋みそ＋みじん切りえのき」やせ玉……………………………… 1個
酒 ………………………………大さじ1

● 作り方

❶ 鮭にAを塗り、冷蔵庫で2時間おく。
❷ フライパンにサラダ油を熱し、鮭を焼く。

［1人分］
181 kcal
［食物繊維］
0.8g

切り身鮭がふっくら
生臭みもスッキリ

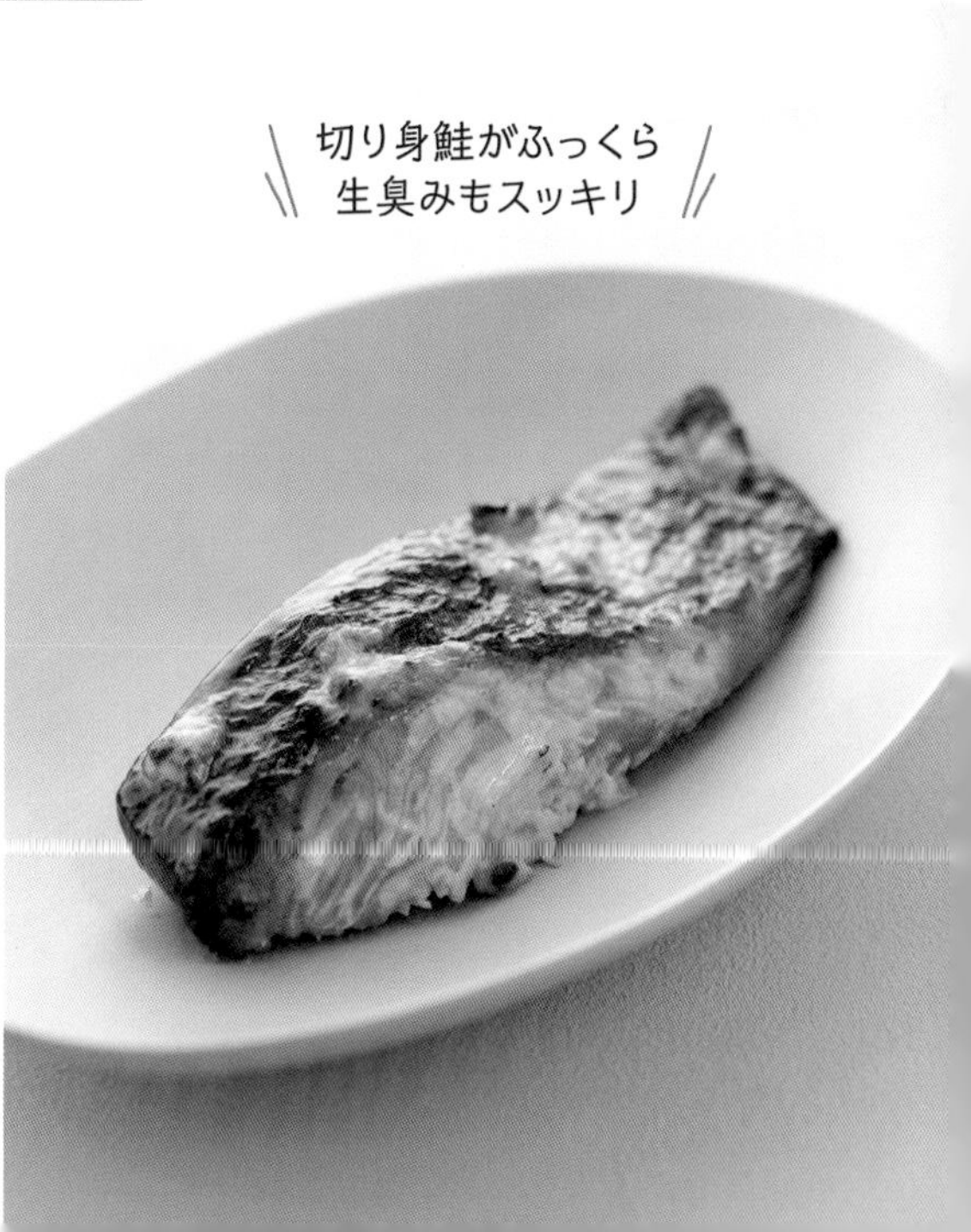

はちみつのグルコン酸が腸内の
ビフィズス菌をふやし、疲労回復もサポート

「酒かす+はちみつ+アーモンド」やせ玉

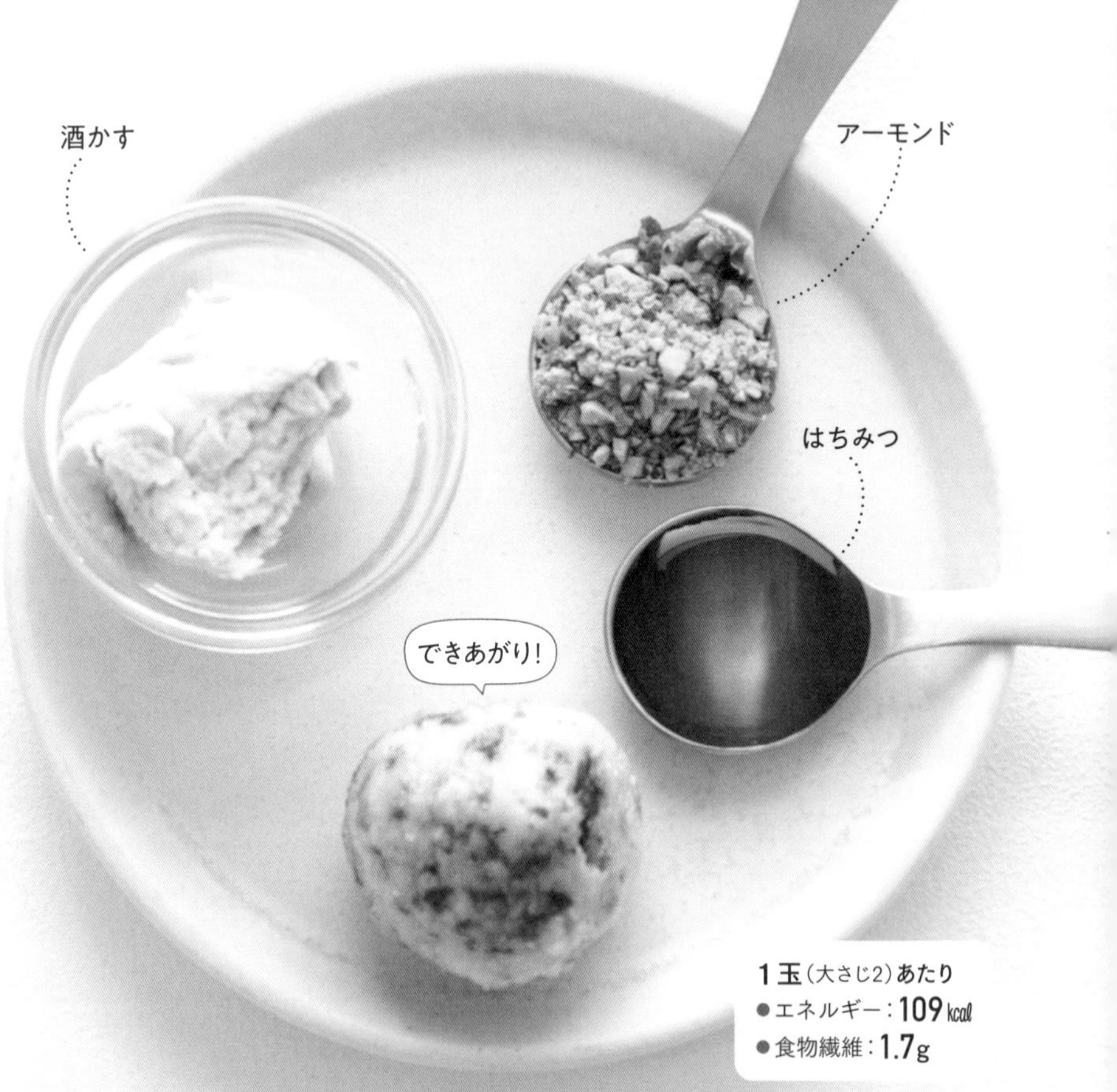

1玉（大さじ2）あたり
- エネルギー：109kcal
- 食物繊維：1.7g

●材料（作りやすい分量／9個分）

酒かす……200g
はちみつ……大さじ4（80g）
アーモンド（砕いたもの）……50g

［保存］冷蔵：2日
冷凍：1か月

●作り方

❶酒かすを耐熱容器に入れ、ラップをかけ電子レンジで40秒加熱する。
❷電子レンジから取り出し、はちみつとアーモンドをよく混ぜ合わせる。
❸大さじ2ずつラップに包む。

※冷凍の場合は、ラップを敷いた製氷皿で大さじ1ずつ凍らせる。

口溶けやわらかな
大人味のスイーツ

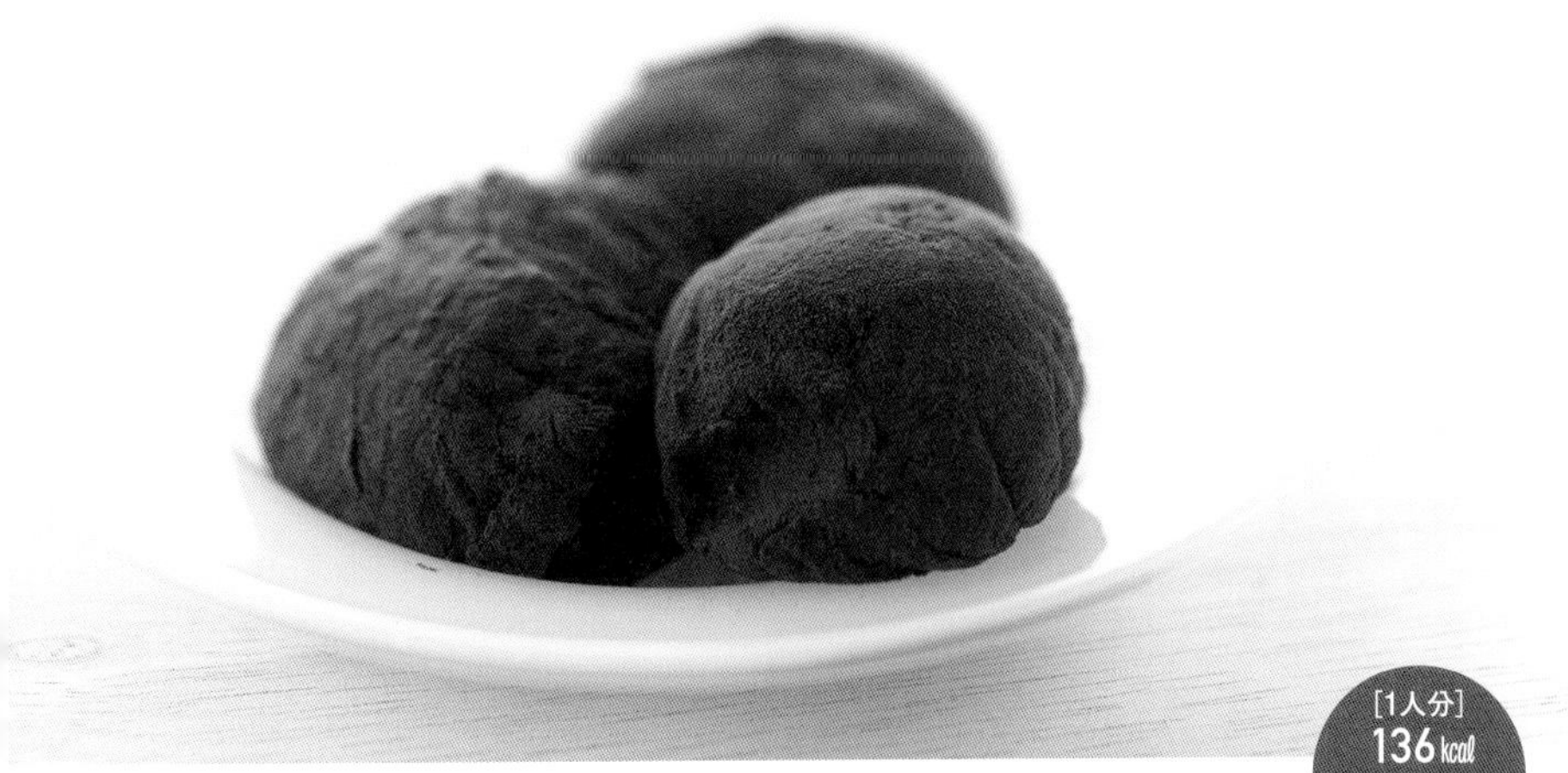

［1人分］
136kcal
［食物繊維］
4.0g

酒かす生チョコレート

● 材料（8個分）

「酒かす＋はちみつ＋アーモンド」やせ玉 ……… 2個
無調整豆乳 ……… 大さじ2
高カカオチョコレート ……… 20g
ココアパウダー ……… 適量

● 作り方

❶ 耐熱容器に**「酒かす＋はちみつ＋アーモンド」やせ玉**を入れ、ラップをして電子レンジで2分30秒加熱する。
❷ 別の耐熱容器に、無調整豆乳、チョコレートを入れ電子レンジで20秒加熱する。
❸ ①と②をよく混ぜ合わせて8等分にし、ラップに包んで丸める。表面にココアパウダーをまぶす。

ワンポイントアドバイス

健康効果が注目されている「カカオ」

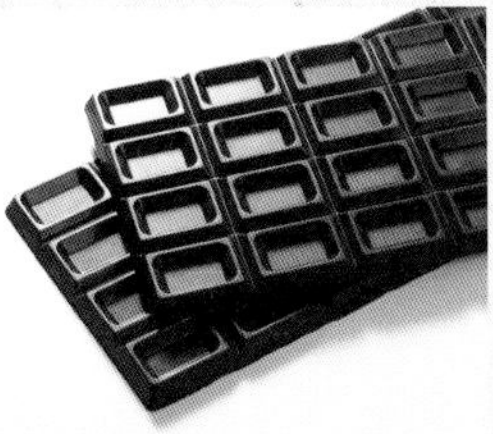

チョコレートの原料であるカカオ。最近の研究では「便通」をよくする健康効果が報告されています。カカオには「カカオプロテイン」というたんぱく質が含まれており、これが消化されずに大腸までたどり着くことで、便のかさをふやし、腸の動きを活発にしているのだそう。そして腸内環境を改善させ、お通じの回数をふやすこともわかってきました。現在ではいろいろなメーカーから高カカオの商品が出ていますが、カカオ80％以上のものがおすすめ。さらにナッツやアーモンドなど腸にいいものがトッピングされていれば、より多くの食物繊維をとることができます。

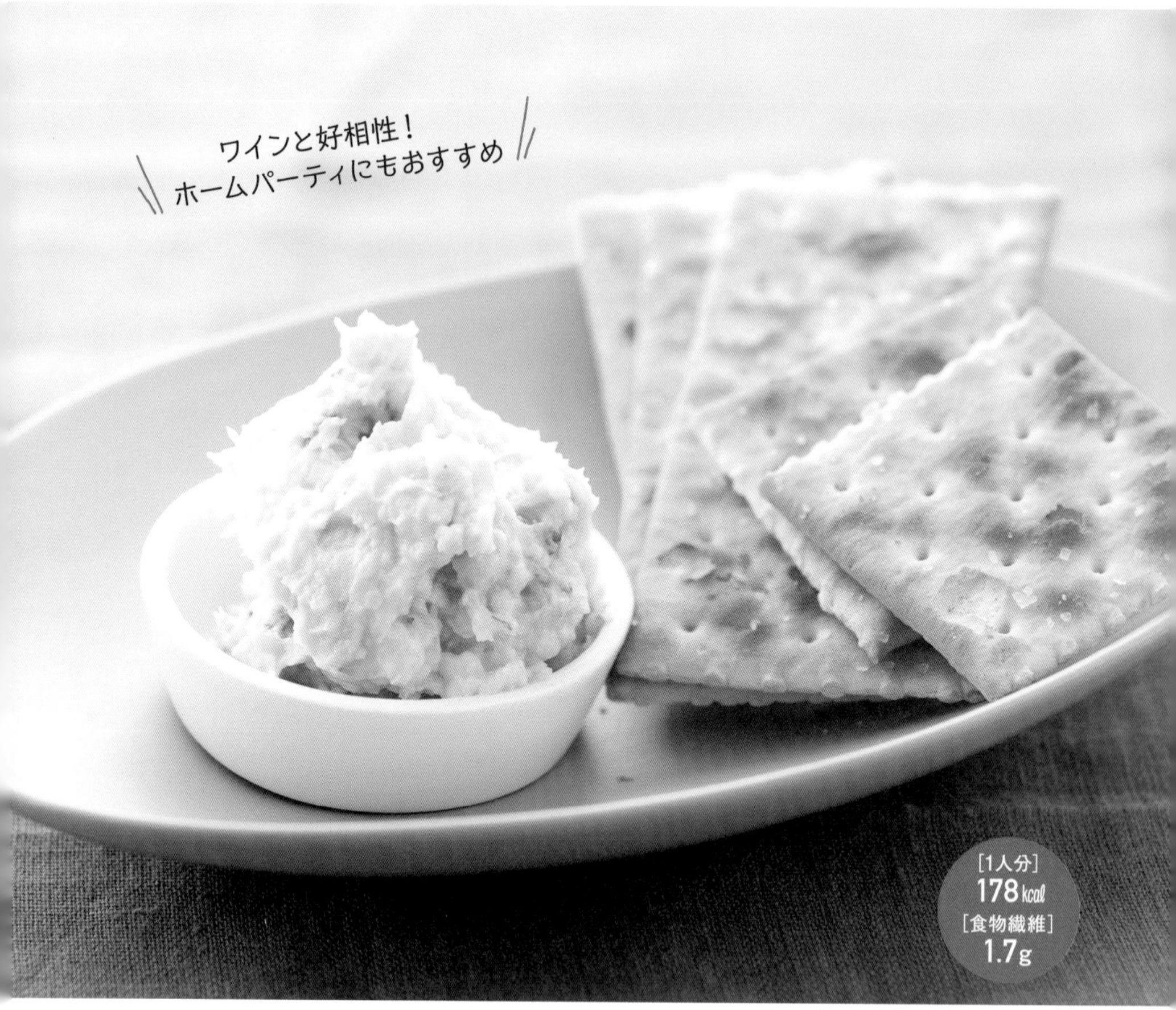
ワインと好相性！
ホームパーティにもおすすめ
[1人分]
178 kcal
[食物繊維]
1.7g

酒かすチーズディップ

●材料（作りやすい分量）

「酒かす＋はちみつ＋アーモンド」やせ玉……1個
クリームチーズ……20g
クラッカー……適量

●作り方

❶耐熱容器に**「酒かす＋はちみつ＋アーモンド」やせ玉**を入れ、ラップをかけて電子レンジで1分30秒加熱する。

❷①とクリームチーズをよく混ぜ合わせる。クラッカーにつけて食べる。

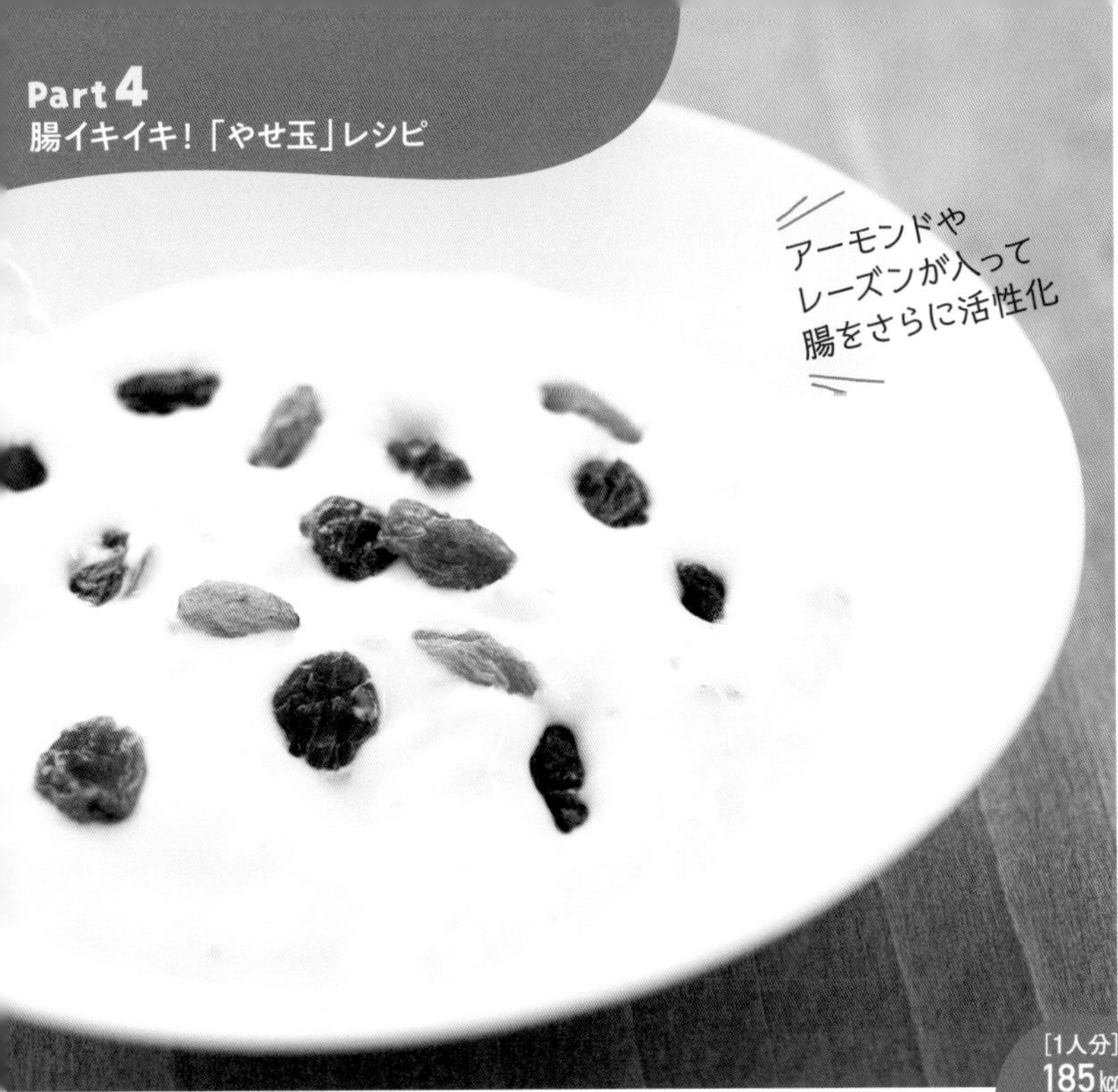
アーモンドや
レーズンが入って
腸をさらに活性化

［1人分］
185kcal
［食物繊維］
2.3g

酒かす豆乳ヨーグルト

●材料（1人分）

「酒かす＋はちみつ＋アーモンド」やせ玉 ………… 1個

豆乳ヨーグルト（プレーン・無糖） ………… 100g

ドライフルーツ ………… 10g

●作り方

❶耐熱容器に**「酒かす＋はちみつ＋アーモンド」やせ玉**を入れ、ラップをかけて電子レンジで1分30秒加熱する。

❷ボウルに豆乳ヨーグルトと①を入れて、よく混ぜ合わせる。

❸器に盛りつけ、ドライフルーツをのせる。

ワンポイントアドバイス

腸にやさしく働きかける豆乳ヨーグルト

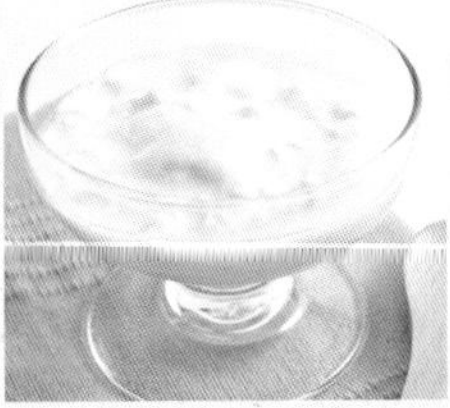

乳製品不使用で低カロリーな豆乳ヨーグルト。胃酸に強い植物性乳酸菌を使用しており、腸の働きを促進します。女性ホルモンのように働くイソフラボンなど、大豆の栄養をしっかり摂取できることも魅力。

＼みそを加えることでいろいろな和食とマッチ
加熱をすればしょうがのぽかぽか効果がアップ／

「甘酒＋みそ＋すりおろししょうが」やせ玉

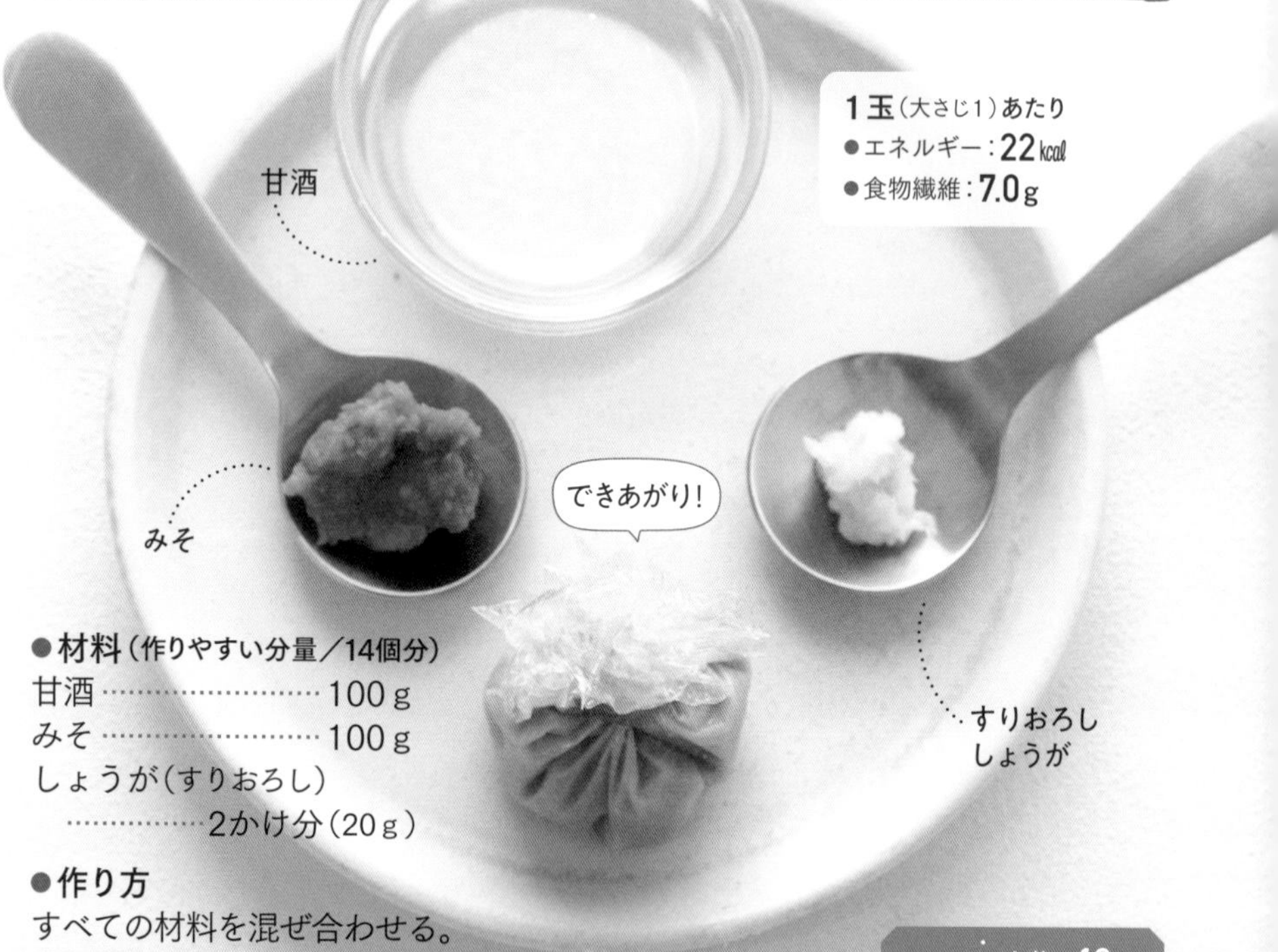

1玉（大さじ1）あたり
●エネルギー：22kcal
●食物繊維：7.0g

●材料（作りやすい分量／14個分）
甘酒……………………100g
みそ……………………100g
しょうが（すりおろし）
……………2かけ分（20g）

●作り方
すべての材料を混ぜ合わせる。
大さじ1ずつラップに包む。

※冷凍の場合は、ラップを敷いた製氷皿で
大さじ1ずつ凍らせる。

［保存］ 冷蔵：10日
冷凍：1か月

甘酒を使って

甘酒をベースにした2つの「やせ玉」がこちら。ひとつめがみそとしょうがを加えたものです。しょうがは殺菌作用や胃腸の働きを助けるジンゲロールという成分が豊富です。

もうひとつが食物繊維やβ-カロテンがたっぷりの「かぼちゃ」入り。かぼちゃは抗酸化作用があるβ-カロテン、ビタミンC、ビタミンEなどを含む緑黄色野菜。

どちらも甘酒の自然な甘みを生かしたおいしい「やせ玉」です。

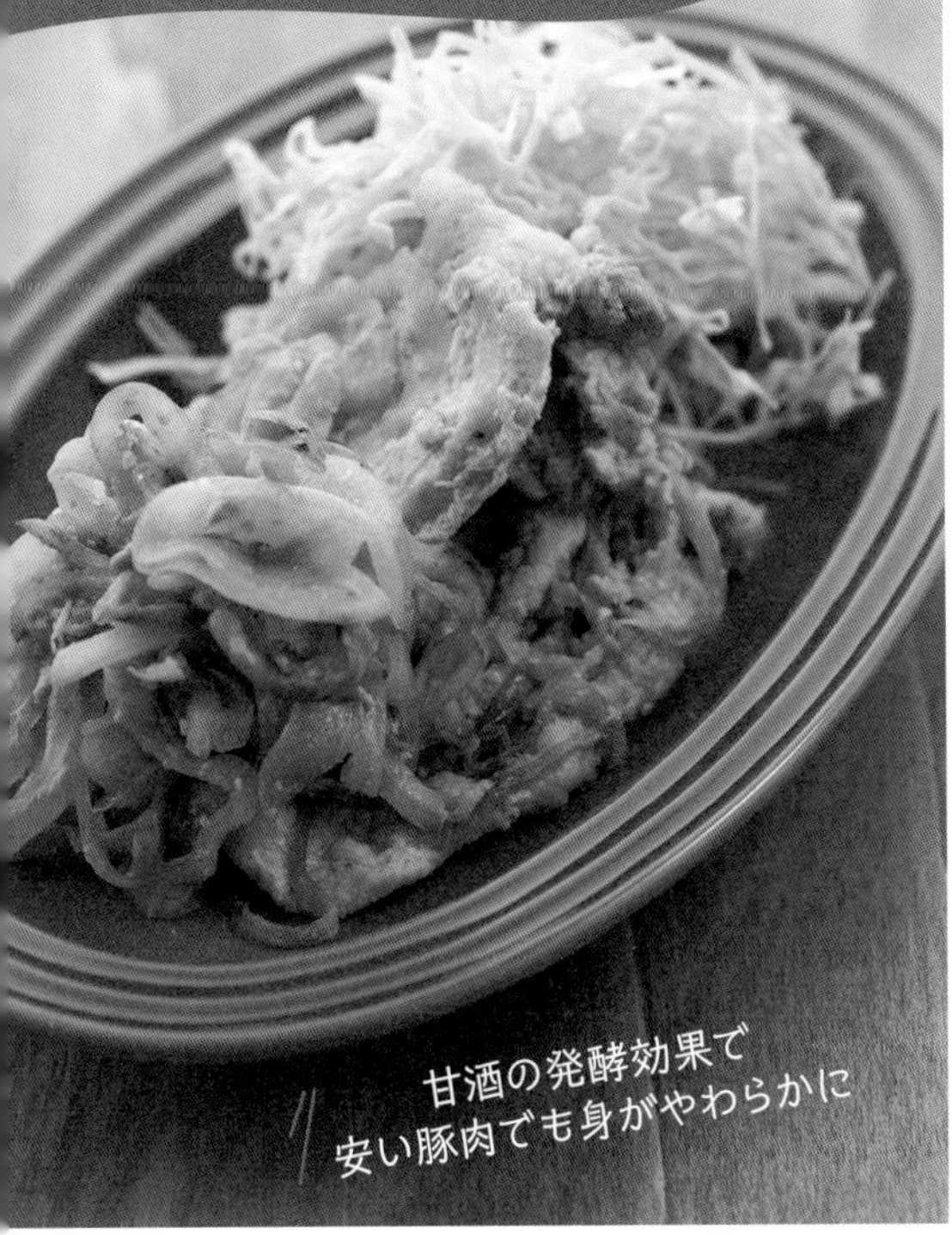
甘酒の発酵効果で
安い豚肉でも身がやわらかに

豚肉の甘酒みそ漬け

●材料(1人分)

「甘酒+みそ+すりおろししょうが」
やせ玉……1個
豚薄切り肉(赤身)……60g
玉ねぎ(薄切り)……1/4個分(60g)
サラダ油……小さじ1

●作り方

❶豚肉に「甘酒+みそ+すりおろししょうが」やせ玉をもみこみ、冷蔵庫で2時間おく。
❷フライパンにサラダ油を熱し、①、玉ねぎを入れて炒める。

[1人分]
164kcal
[食物繊維]
1.3g

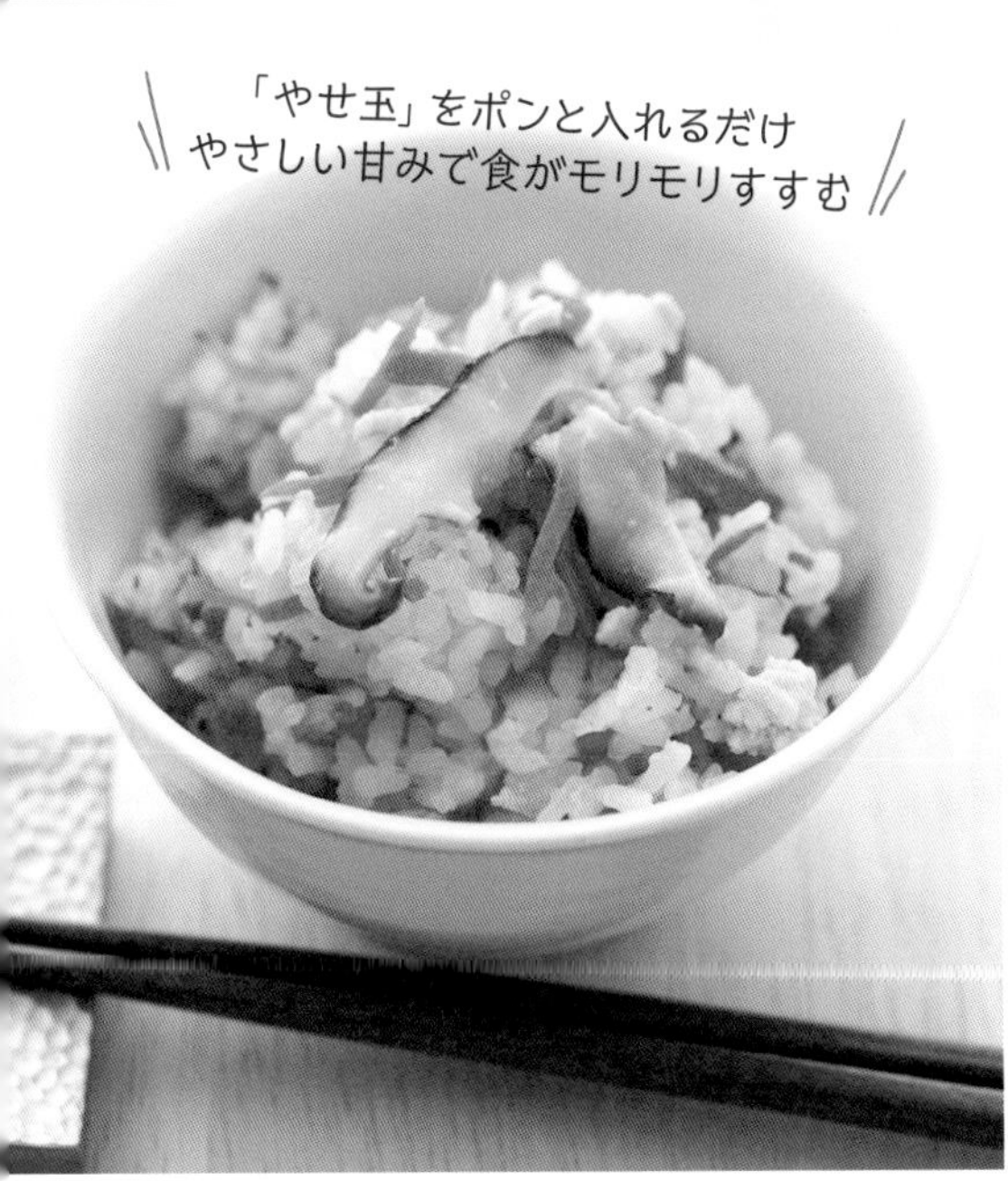
「やせ玉」をポンと入れるだけ
やさしい甘みで食がモリモリすすむ

炊きこみご飯

●材料(4人分)

「甘酒+みそ+すりおろししょうが」
やせ玉……3個
鶏ひき肉……100g
米……2合
しいたけ(薄切り)……2枚分
にんじん(せん切り)……1/2本分(50g)

●作り方

❶米をとぎ、ざるに上げておく。
❷鶏ひき肉に「甘酒+みそ+すりおろししょうが」やせ玉を混ぜる。
❸炊飯器にすべての材料を入れたあと、2合の線まで水を加えて炊飯する。

[1人分]
334kcal
[食物繊維]
1.3g

甘酒みそ焼きおにぎり

●**材料**（1人分）

「甘酒＋みそ＋すりおろししょうが」やせ玉……………………………1個
温かいご飯………………………100ｇ
削り節………………………1袋（約2.5ｇ）
黒いりごま……………………小さじ1
青じそ………………………………2～3枚

●**作り方**

❶ご飯に削り節を混ぜ合わせ、丸いおにぎりを作る。
❷**「甘酒＋みそ＋すりおろししょうが」やせ玉**にごまを混ぜ合わせ、①のおにぎりの表面に塗る。
❸オーブントースターの200度で焦げ目がつくまで7分程度焼く。
❹器に青じそとともに盛りつける。

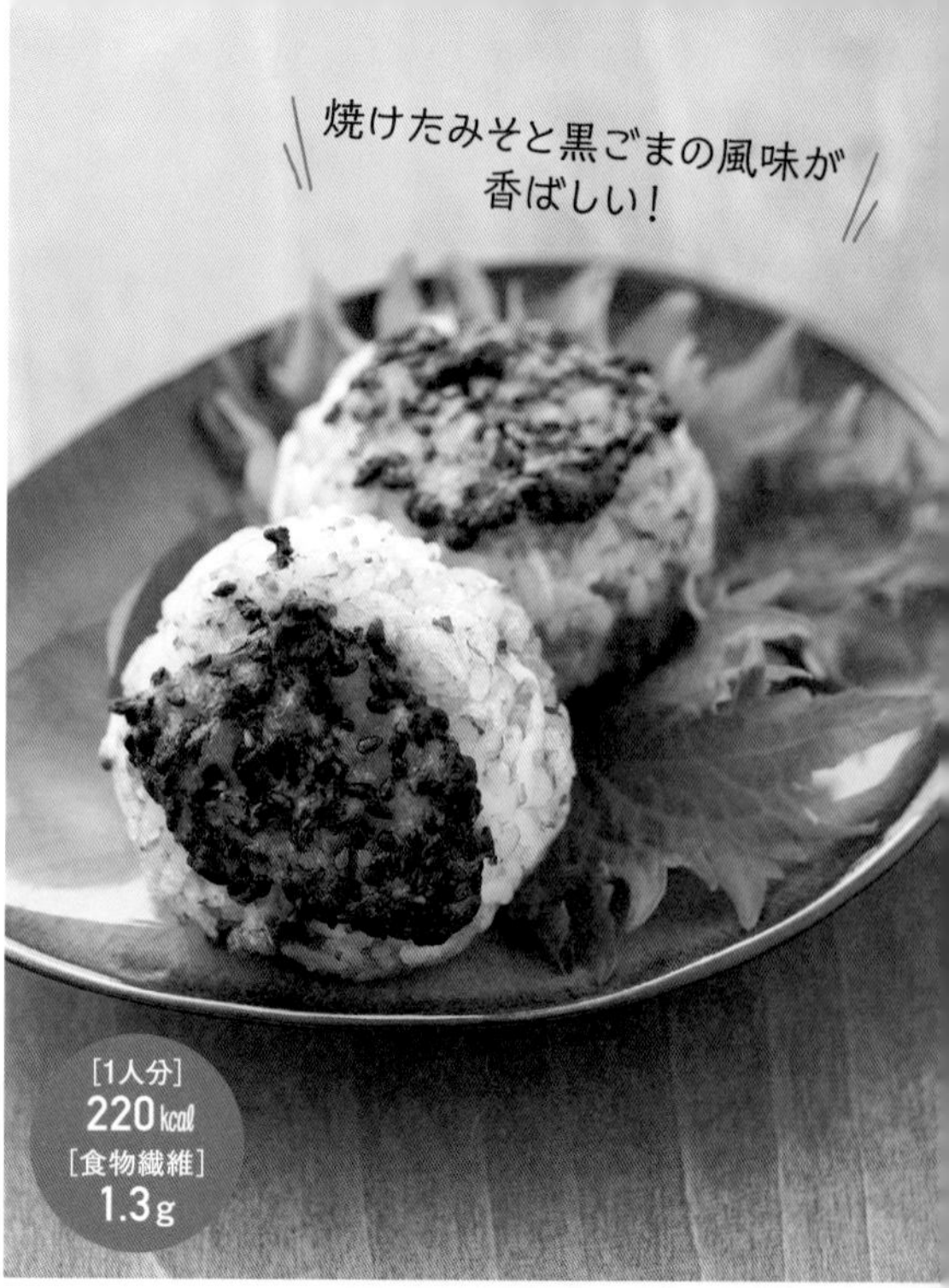
焼けたみそと黒ごまの風味が
香ばしい！
［1人分］
220kcal
［食物繊維］
1.3g

たらのホイル焼き

●**材料**（1人分）

「甘酒＋みそ＋すりおろししょうが」やせ玉……………………………1個
生だら……………………1切れ（80ｇ）
えのき……………………1/4袋（25ｇ）
きぬさや（斜め半分に切る）………3枚分
にんじん（花形に切る）………………2枚

●**作り方**

❶アルミホイルの上にえのきを敷き、その上にたらを置く。
❷たらに**「甘酒＋みそ＋すりおろししょうが」やせ玉**を塗り、きぬさやとにんじんをのせ、アルミホイルで包む。
❸オーブントースターの200度で20分焼く。

［1人分］
98kcal
［食物繊維］
2.8g

きのこや野菜をプラスして
たんぱく質もビタミンもたっぷり

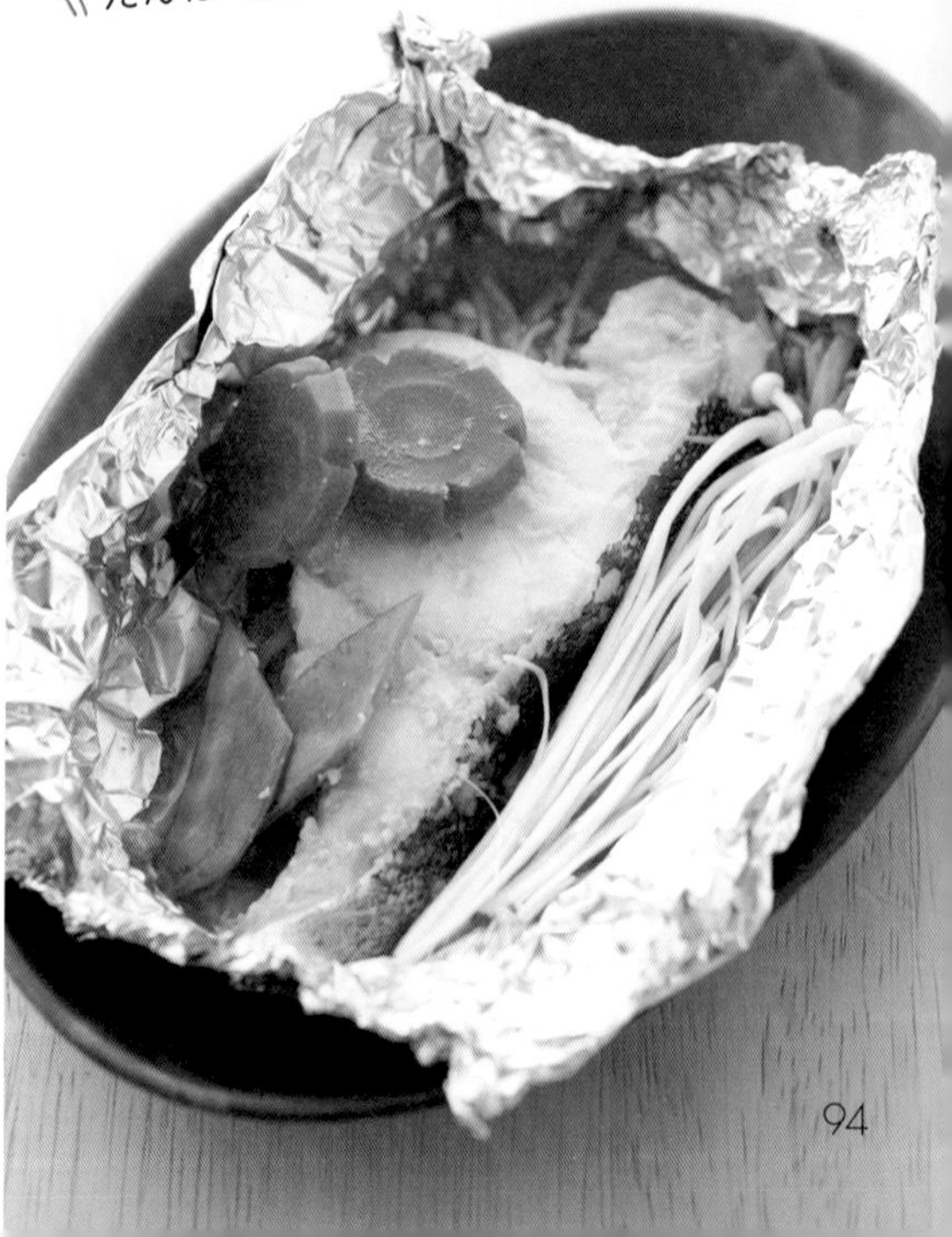

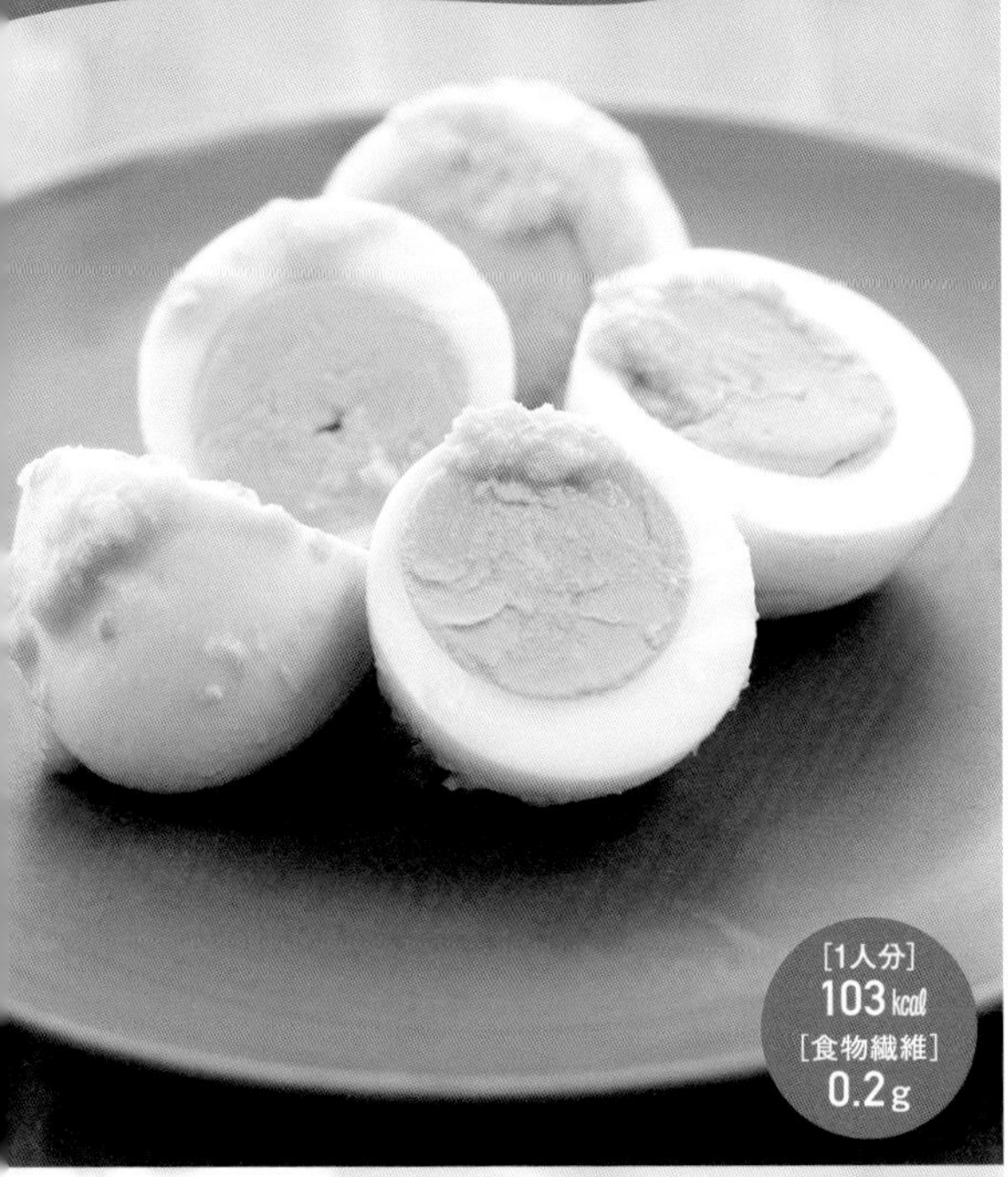
[1人分]
103kcal
[食物繊維]
0.2g

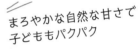

お弁当のおかずや
おつまみにと重宝

ゆで卵の甘酒みそ漬け

●材料（作りやすい分量）

「甘酒＋みそ＋すりおろししょうが」やせ玉……2個
ゆで卵……3個

●作り方

❶ ゆで卵は殻をむき、ポリ袋に入れる。
❷ ①に**「甘酒＋みそ＋すりおろししょうが」やせ玉**を入れてよくもみこむ。
❸ 冷蔵庫でひと晩おいて味をしみこませ、半分に切る。

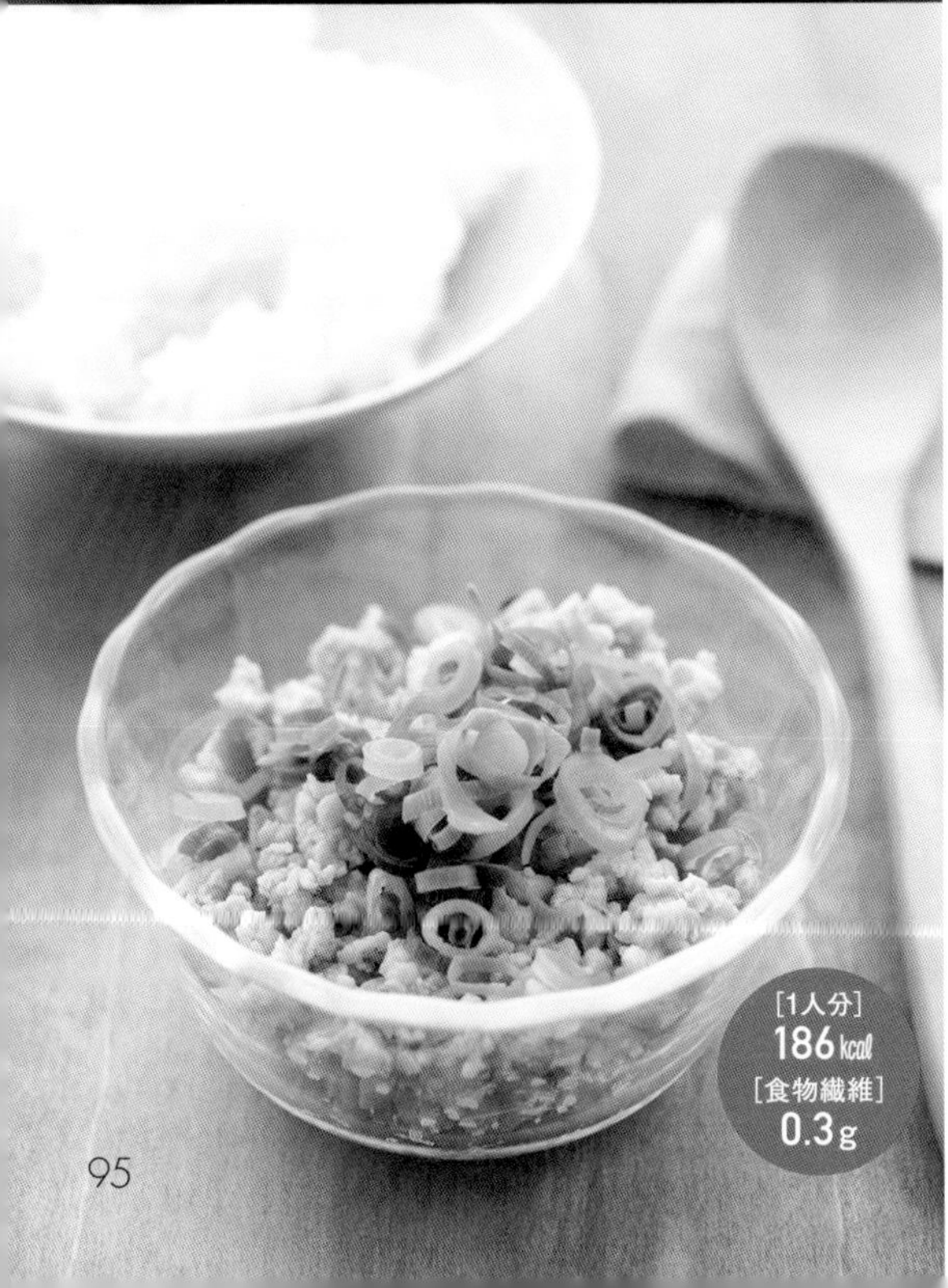
[1人分]
186kcal
[食物繊維]
0.3g

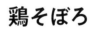

まろやかな自然な甘さで
子どももパクパク

鶏そぼろ

●材料（作りやすい分量）

「甘酒＋みそ＋すりおろししょうが」やせ玉……1個
鶏ひき肉……70g
青ねぎ（小口切り）……1/3本分
サラダ油……小さじ1

●作り方

❶ フライパンにサラダ油を中火で熱し、鶏ひき肉と**「甘酒＋みそ＋すりおろししょうが」やせ玉**を入れ、水分がなくなるまで炒める。
❷ 器に盛り、青ねぎをのせる。

甘酒とかぼちゃのやさしい甘さで
お菓子作りにも活用できる「やせ玉」

「甘酒+かぼちゃ」やせ玉

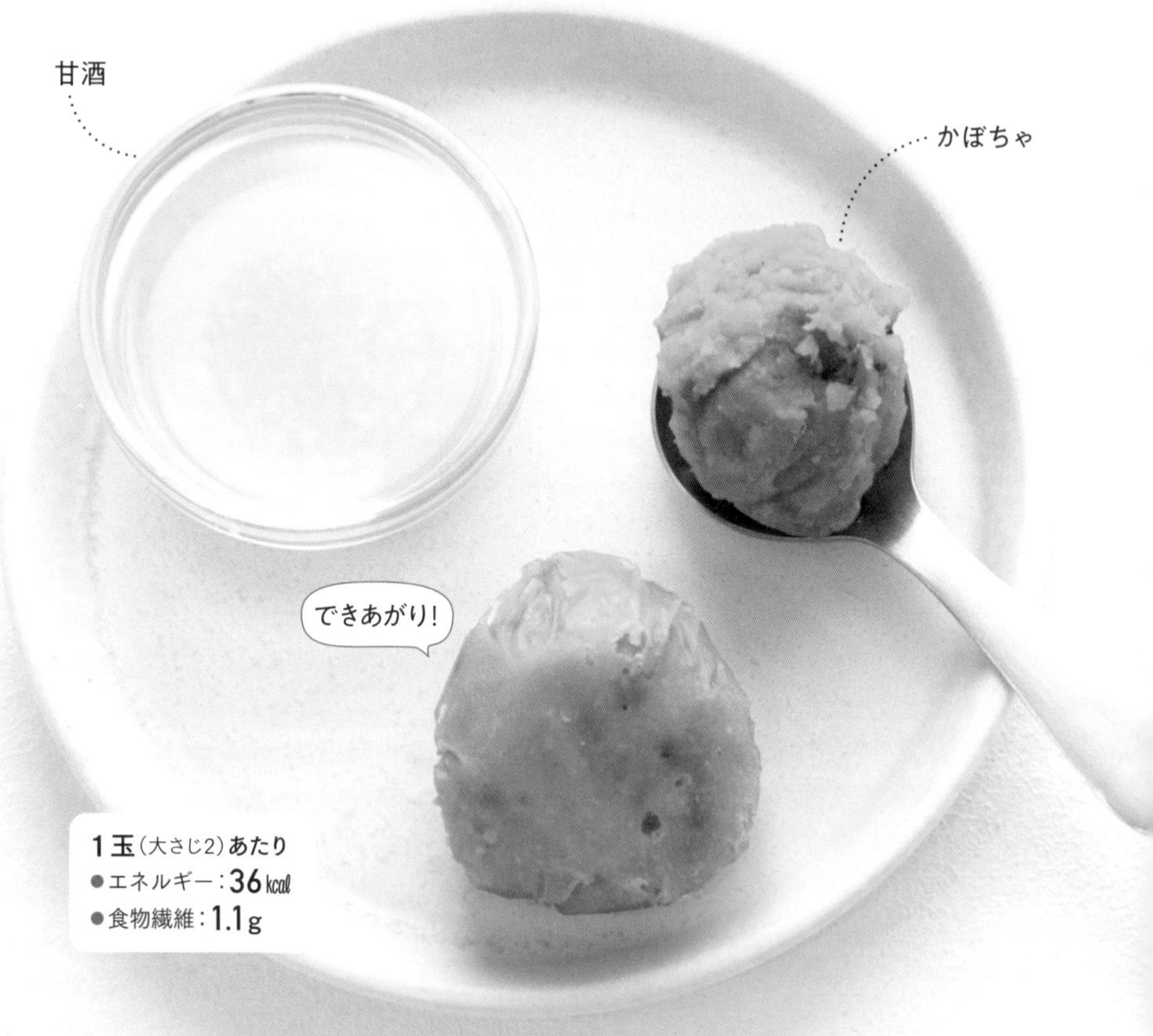

1玉(大さじ2)**あたり**
- エネルギー:**36kcal**
- 食物繊維:**1.1g**

●材料(作りやすい分量/6個分)

かぼちゃ(ひと口大にカット)
……………………1/6個分(200g)
甘酒……………………………………60g

[保存] 冷蔵:1週間
冷凍:1か月

●作り方

❶ かぼちゃを耐熱容器に入れ、ふんわりとラップをかけ、電子レンジで4分加熱する。
❷ ①を温かいうちにつぶし、甘酒を入れてよく混ぜる。
❸ ②を大さじ2ずつラップに包む。

※冷凍の場合は、ラップを敷いた製氷皿で大さじ1ずつ凍らせる。

甘酒とかぼちゃの甘みに
シャッキリ玉ねぎがアクセント

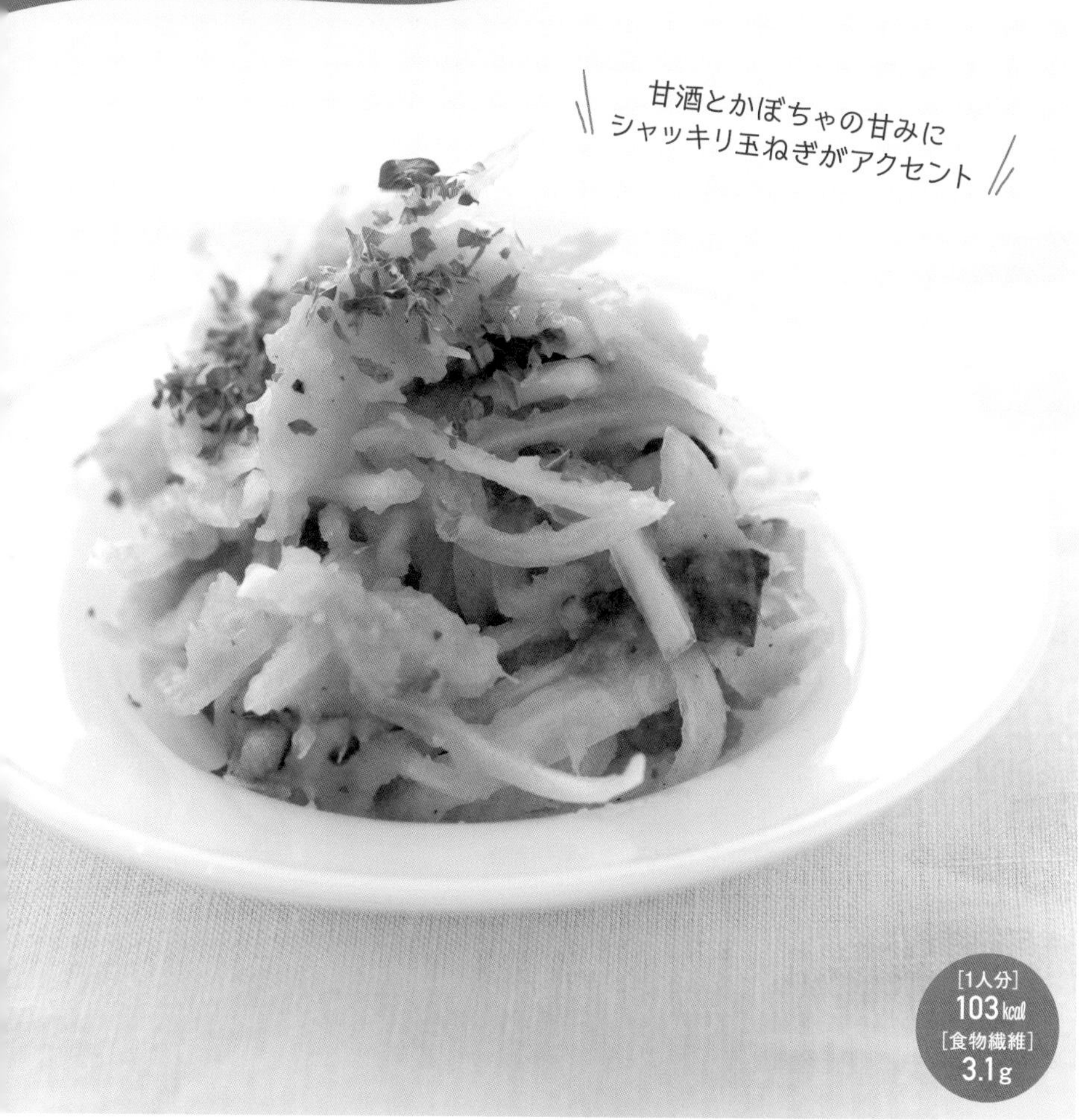

［1人分］
103kcal
［食物繊維］
3.1g

かぼちゃサラダ

●材料（1人分）

「甘酒＋かぼちゃ」やせ玉……………1個
玉ねぎ（薄切り）……………1/8個分（30g）
アーモンドスライス…………小さじ1
粗びき黒こしょう……………………少々
塩……………………………………少々
パセリ（ドライ）……………………少々

●作り方

❶玉ねぎを水にさらし、キッチンペーパーで水気をふき取る。
❷ボウルに①、「甘酒＋かぼちゃ」やせ玉、アーモンドスライスを入れて混ぜる。
❸塩、黒こしょうで味を調え、器に盛り、パセリを散らす。

かぼちゃの豆乳スープ

●材料（1人分）

「甘酒＋かぼちゃ」やせ玉……2個
「塩こうじ×大根おろし」やせ玉‥1個
塩……少々
無調整豆乳……150mℓ
パセリ（ドライ）……少々

●作り方

❶耐熱容器に、**「甘酒×かぼちゃ」やせ玉**、**「塩こうじ×大根おろし」やせ玉**、塩、無調整豆乳を入れて、電子レンジで1分加熱する。
❷よくかき混ぜ、お好みでパセリを散らす。

［1人分］
142kcal
［食物繊維］
2.5g

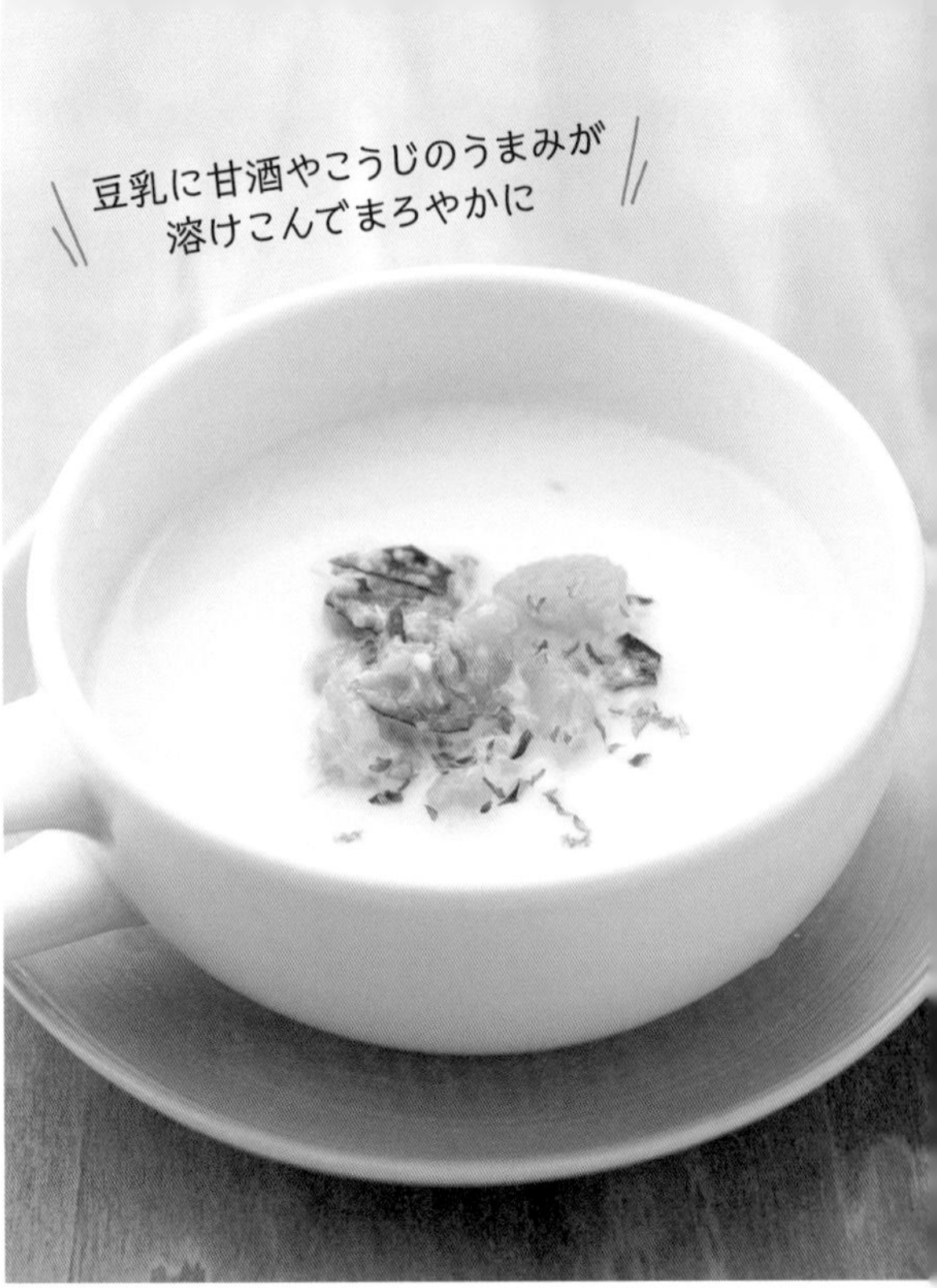
豆乳に甘酒やこうじのうまみが
溶けこんでまろやかに

かぼちゃクッキー

●材料（作りやすい分量）

「甘酒＋かぼちゃ」やせ玉……2個
米粉……40g
はちみつ……小さじ1
サラダ油……大さじ1

●作り方

❶ポリ袋にすべての材料を入れ、よく混ぜ合わせる。
❷めん棒で薄くのばし、包丁で切り目を入れる。
❸170度に予熱したオーブンで15分焼く。

［1人分］
352kcal
［食物繊維］
2.5g

食べごたえたっぷりのヘルシークッキー
たくさん作って冷凍保存も可

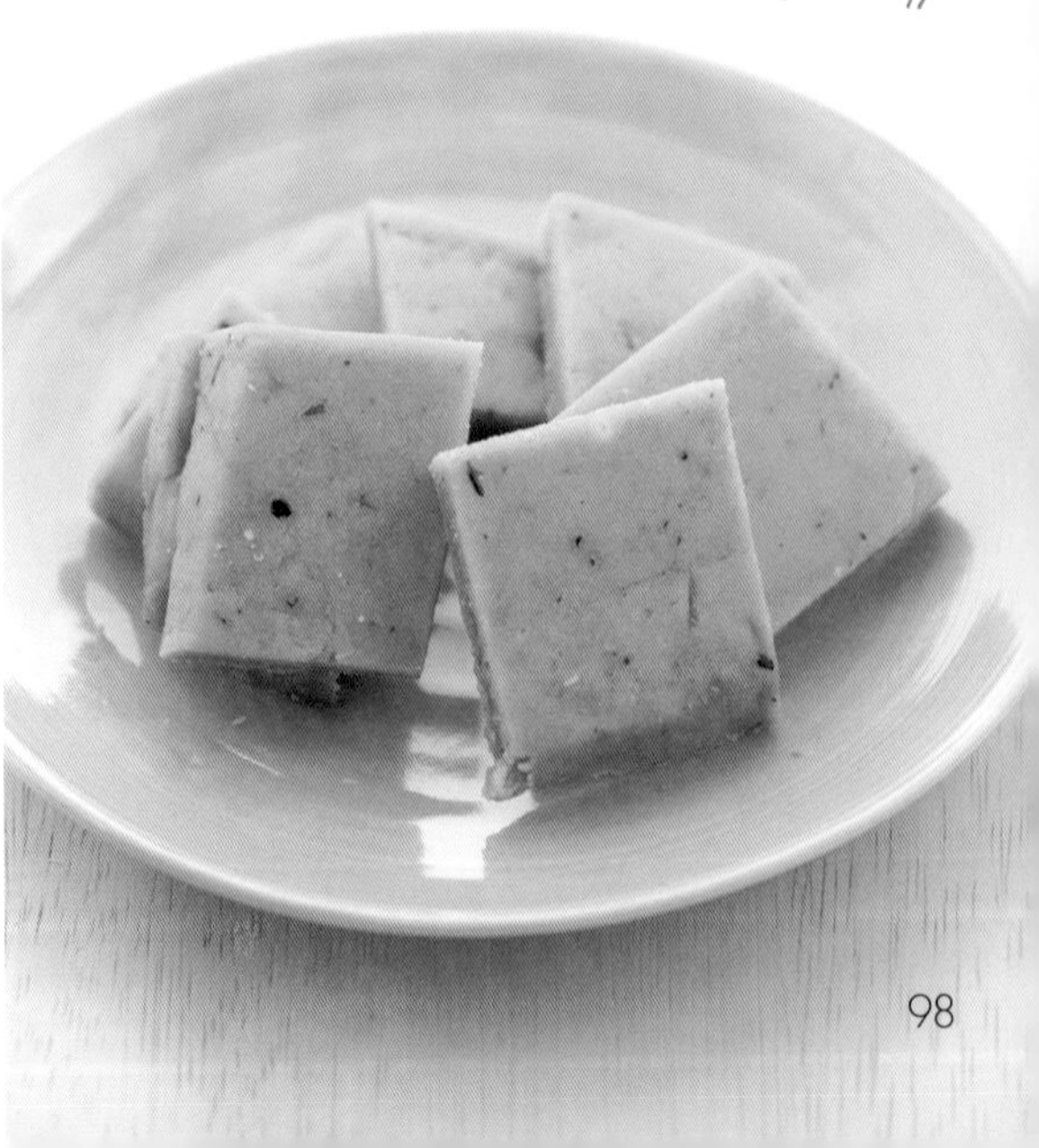

かぼちゃの スイートポテト

リッチなバターの風味と
かぼちゃの自然な甘さが美味

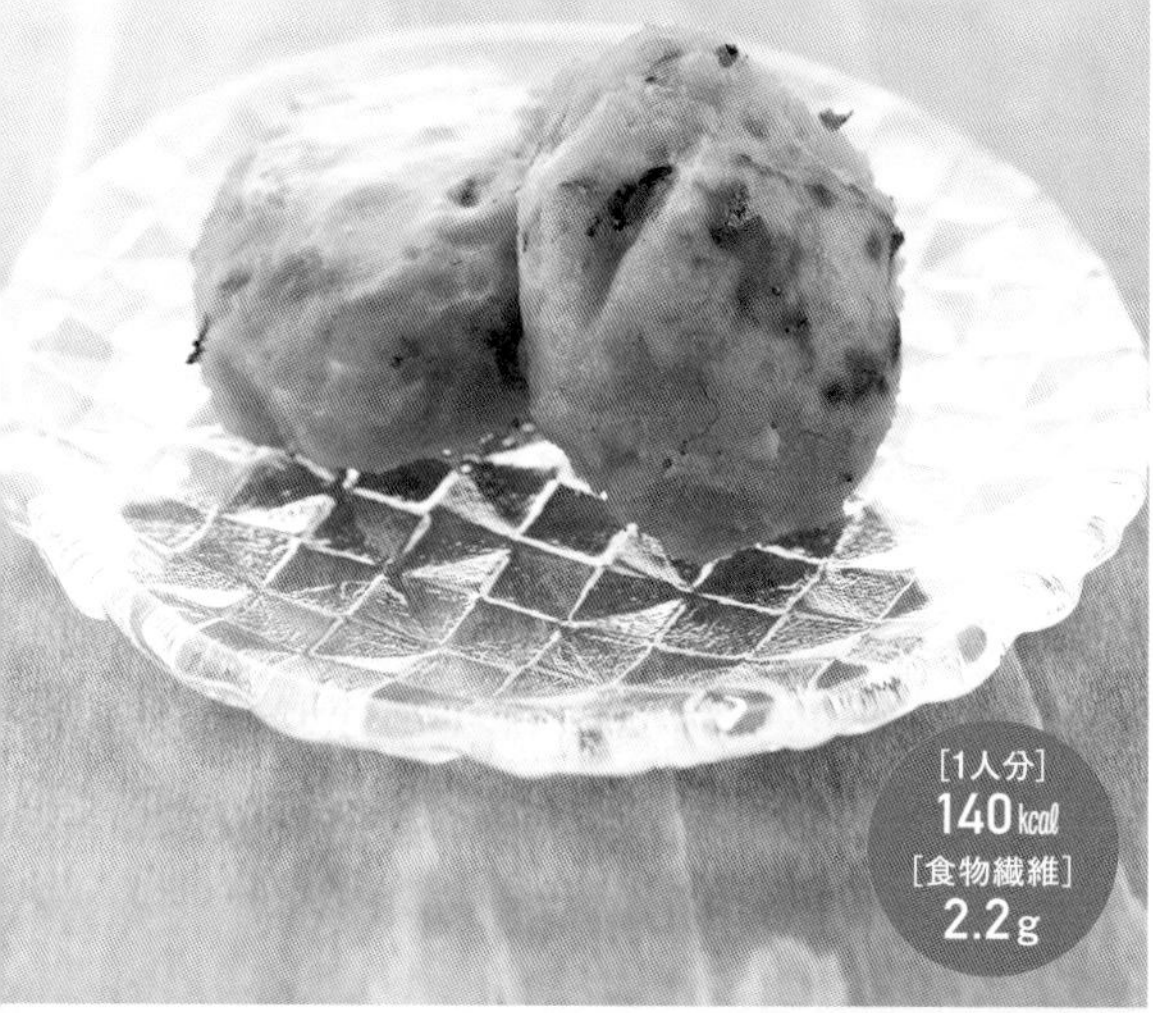

［1人分］
140 kcal
［食物繊維］
2.2 g

●材料（2個分）

「甘酒＋かぼちゃ」やせ玉……2個
バター……4ｇ
卵黄……1/2個分

●作り方

❶ 耐熱容器にバターを入れ、電子レンジで10秒加熱する。
❷ ①に**「甘酒＋かぼちゃ」やせ玉**を入れ、混ぜ合わせる。
❸ スプーンですくい、丸く成形し、アルミホイルの上に置き、表面に混ぜた卵黄を塗る。
❹ オーブントースターに入れ、200度で12分焼く。

かぼちゃの おやき

甘酒の風味がふんわり！
おやつや夜食におすすめ

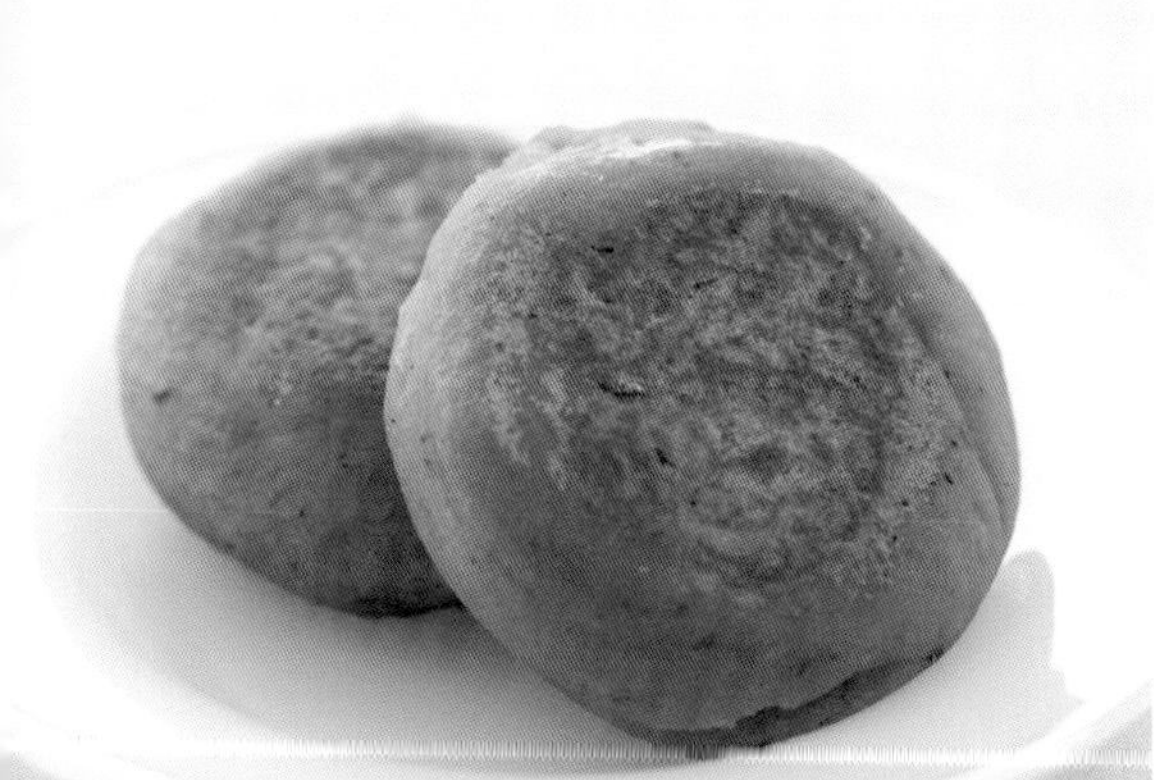

●材料（2個分）

A **「甘酒＋かぼちゃ」やせ玉**…3個
　片栗粉……大さじ1
サラダ油……小さじ1/2

●作り方

❶ Aの材料を混ぜ合わせ、2等分にし、平たい丸形に整える。
❷ フライパンにサラダ油を入れて弱めの中火で熱し、①を入れる。
❸ 焼き目がついたら裏返し、同様に焼く。

［1人分］
154 kcal
［食物繊維］
3.3 g

酢を使って

酢に含まれているグルコン酸は善玉菌が大好きな「エサ」。酢をとることで善玉菌がふえ、元気に活動するようになります。つまり腸の血流がよくなり、ぜん動運動が活発になるのです。

ここでは「酢」に「にんじん」をプラスした「やせ玉」をご紹介します。にんじんにはビフィズス菌増殖因子が豊富に含まれているので、腸内のビフィズス菌をふやす働きがあります。また美肌や免疫力をアップする効果も。

さっぱりとした風味で彩りもあざやか！
野菜を漬けこめば、簡単にピクルスに

「酢＋すりおろしにんじん」やせ玉

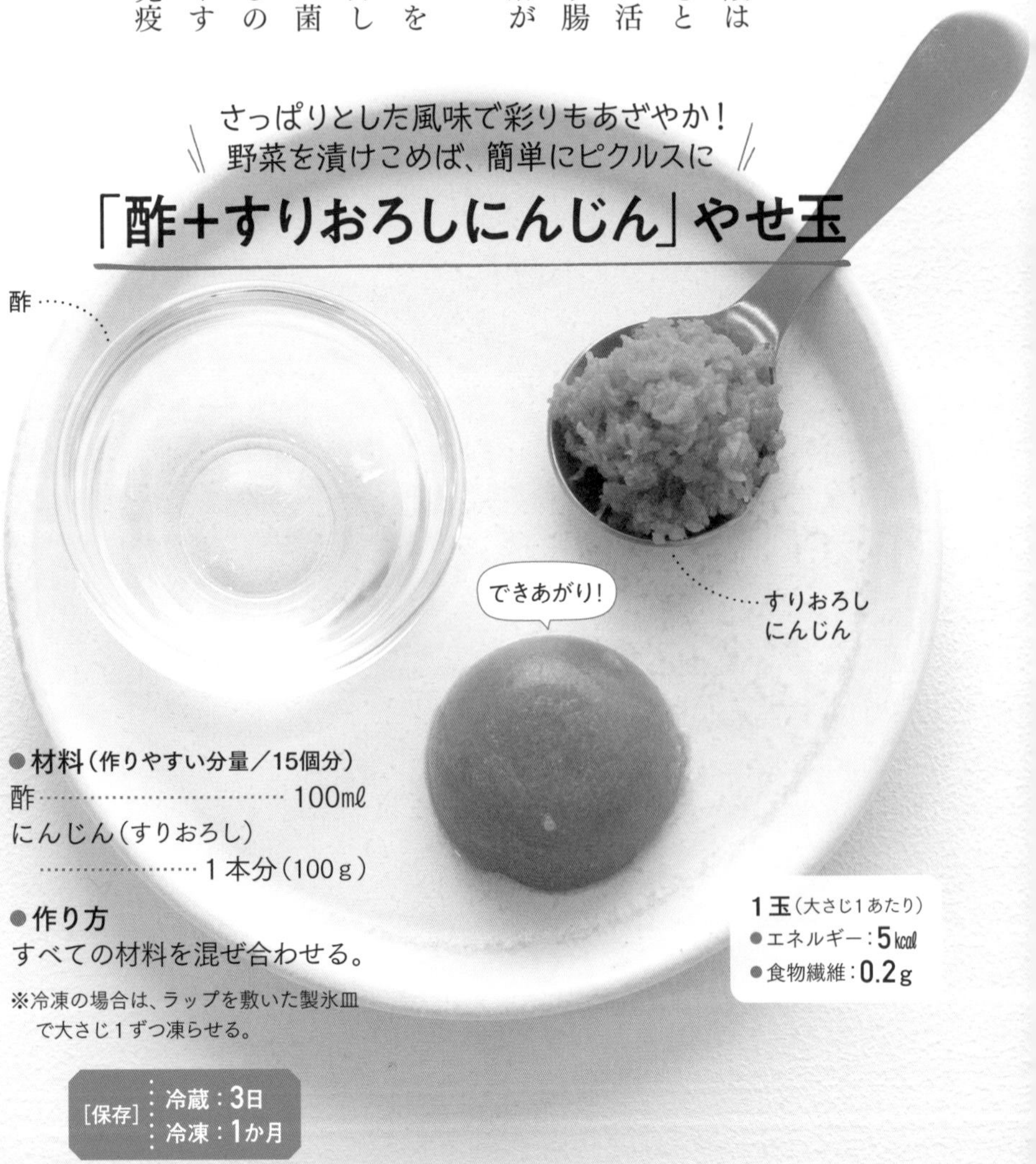

●材料（作りやすい分量／15個分）

酢……100㎖

にんじん（すりおろし）……1本分（100ｇ）

●作り方

すべての材料を混ぜ合わせる。

※冷凍の場合は、ラップを敷いた製氷皿で大さじ1ずつ凍らせる。

［保存］冷蔵：3日　冷凍：1か月

1玉（大さじ1あたり）

●エネルギー：**5**kcal

●食物繊維：**0.2**g

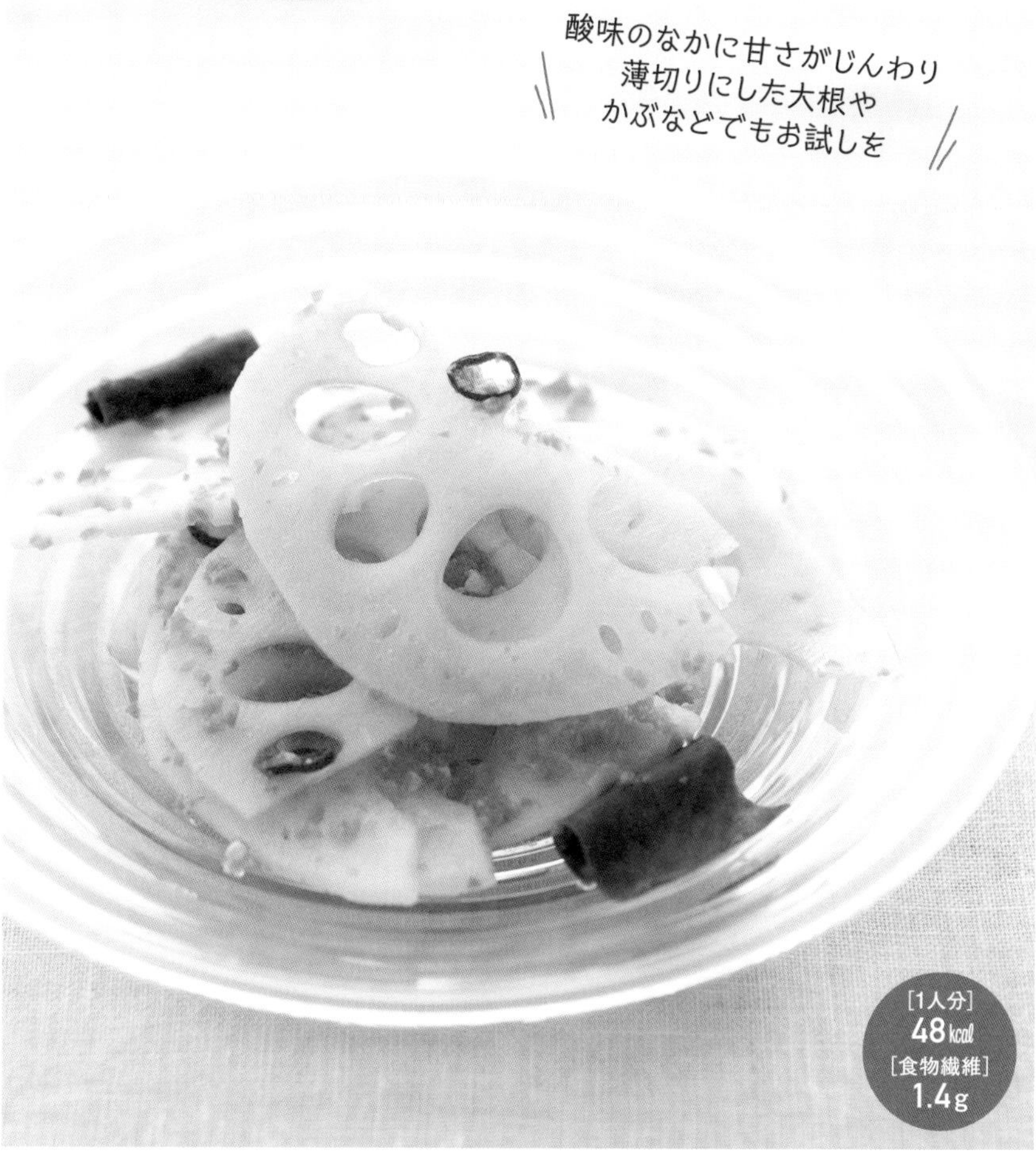
酸味のなかに甘さがじんわり
薄切りにした大根や
かぶなどでもお試しを
［1人分］
48kcal
［食物繊維］
1.4g

甘酢れんこん

●材料（2人分）

れんこん（3㎜厚さの薄切り）……小1/2節分（80ｇ）
昆布……2㎝四方2枚
とうがらし（小口切り）……1/4本分
A（混ぜておく）
「酢＋すりおろしにんじん」やせ玉……3個
甘酒……大さじ2
塩……ふたつまみ

●作り方

❶ れんこんを酢水につける。
❷ ①を耐熱容器に入れ、ラップをして電子レンジで2分加熱する。
❸ ②にAを混ぜ合わせ、昆布ととうがらしを加える。

※酢水は水200mlに対して酢小さじ1/2が目安。

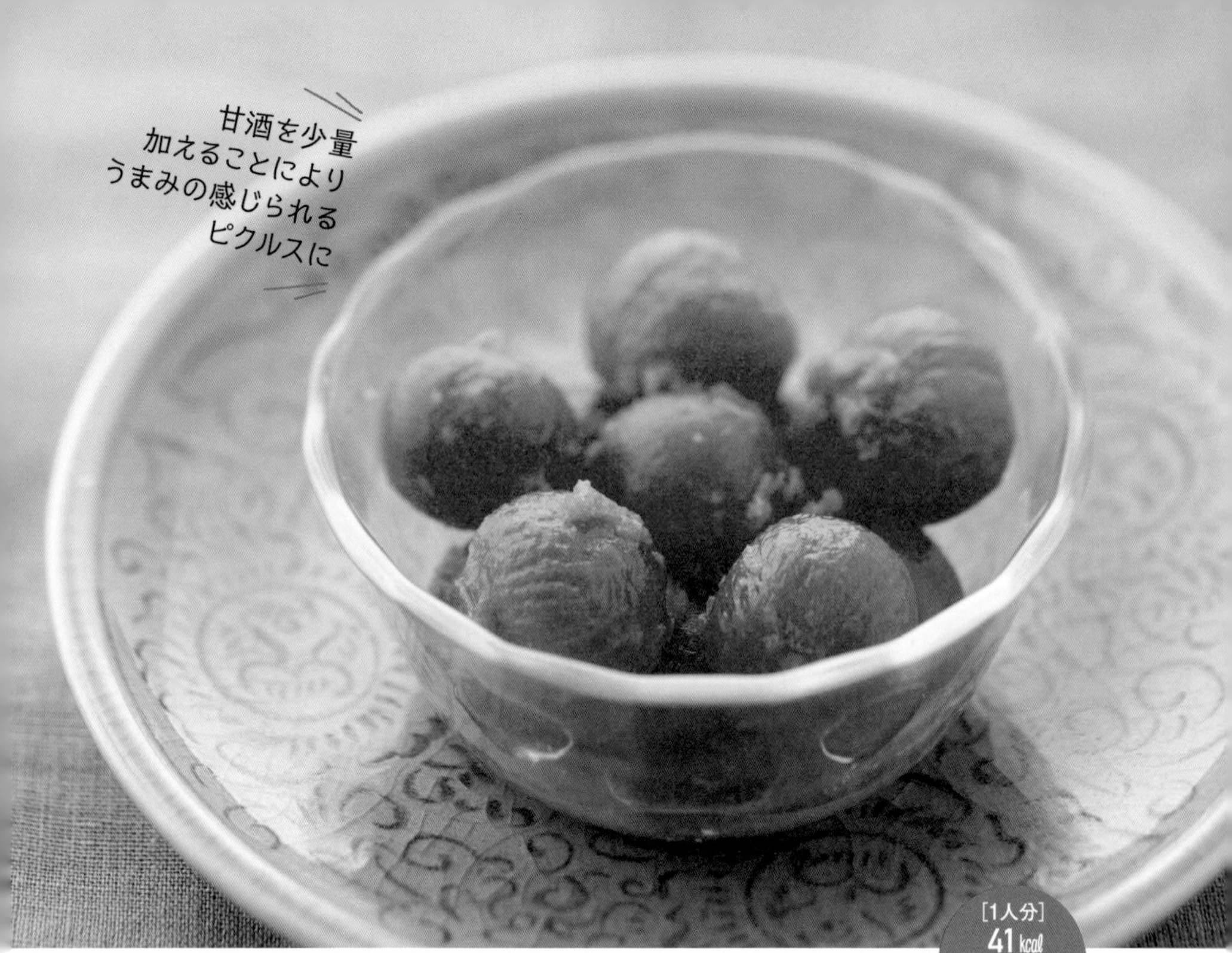
甘酒を少量
加えることにより
うまみの感じられる
ピクルスに

［1人分］
41 kcal
［食物繊維］
1.0g

トマトのピクルス

●材料（作りやすい分量）

「酢＋すりおろしにんじん」やせ玉
……………………………………………… 3個
ミニトマト …………… 1パック（100g）
甘酒 ………………………………………… 50g
塩 ……………………………………… 小さじ1/2

●作り方

❶ ミニトマトのヘタを取り、熱湯に10秒くぐらせ、冷水にくぐらせ皮をむく。
❷ **「酢＋すりおろしにんじん」やせ玉**、甘酒、塩を混ぜ合わせる。
❸ 密閉袋にすべての材料を入れ、空気を抜いて冷蔵庫で30分程度漬けこむ。

ワンポイントアドバイス

「やせ玉」はとればとるほど、効果があるの？

「やせ玉」を何種類かとる場合は、塩分に注意。「みそ」「しょうゆこうじ」「塩こうじ」を使用したものは1食につき1個までとし、それ以外のやせ玉と組み合わせましょう。また「酒かす＋はちみつ玉」「甘酒＋かぼちゃ玉」はやや糖質が多め。1日につきどちらか1種類、夕方までに食べるのがおすすめです。個人差はありますが、「やせ玉」をとりすぎると、おなかがゆるくなる場合も。まずは1種類からお試しを。

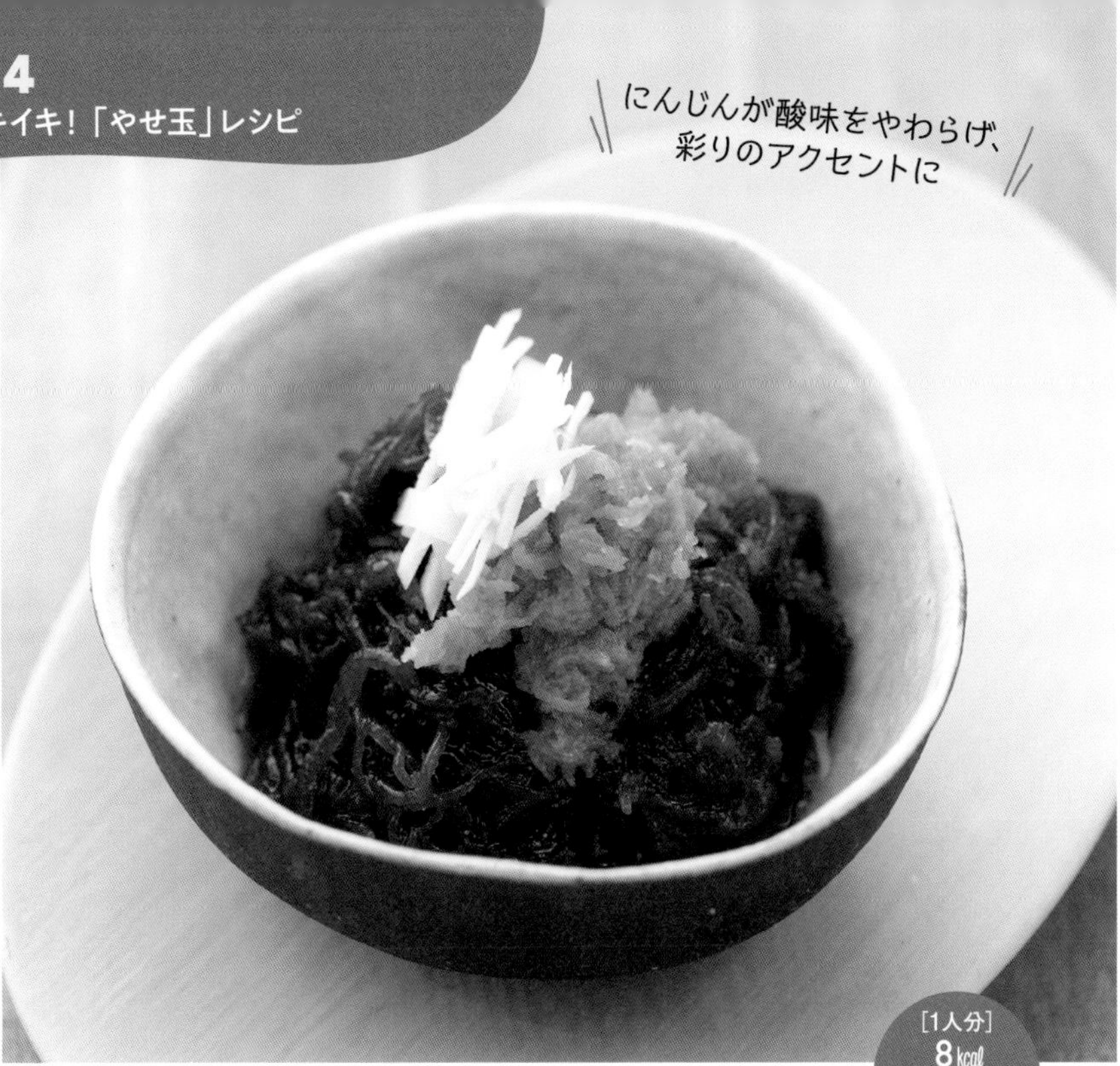

にんじんが酸味をやわらげ、
彩りのアクセントに

[1人分]
8kcal
[食物繊維]
0.9g

もずく酢

●材料（1人分）

「酢＋すりおろしにんじん」やせ玉
……………………………………………1個
もずく……………………………………50g
しょうが（せん切り）…………1/2かけ分

●作り方

食べやすく切ったもずくに**「酢＋すりおろしにんじん」やせ玉**をかけ、しょうがをのせる。

ワンポイントアドバイス

海藻類で腸内の悪玉菌を撃退！

海藻類に含まれる食物繊維が、腸内の悪玉菌の排泄をサポート。さらに脂肪蓄積の原因となる、血糖値の急激な上昇を抑制する働きもあります。食事のいちばん初めに食べるのがダイエットに効果的！

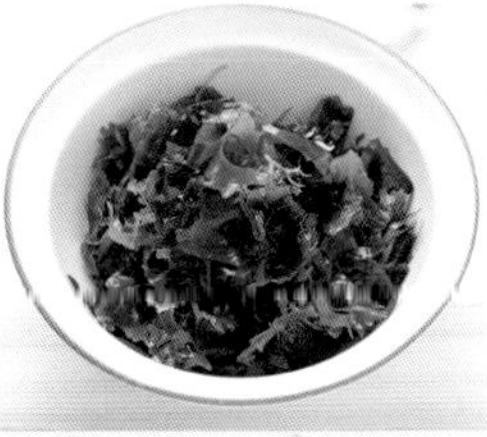

複数の「やせ玉」を使う「腸活」パワーアップレシピ

腸の中でいろいろな種類の菌を育てるためにも、
数種類の「やせ玉」を食べることがおすすめです。

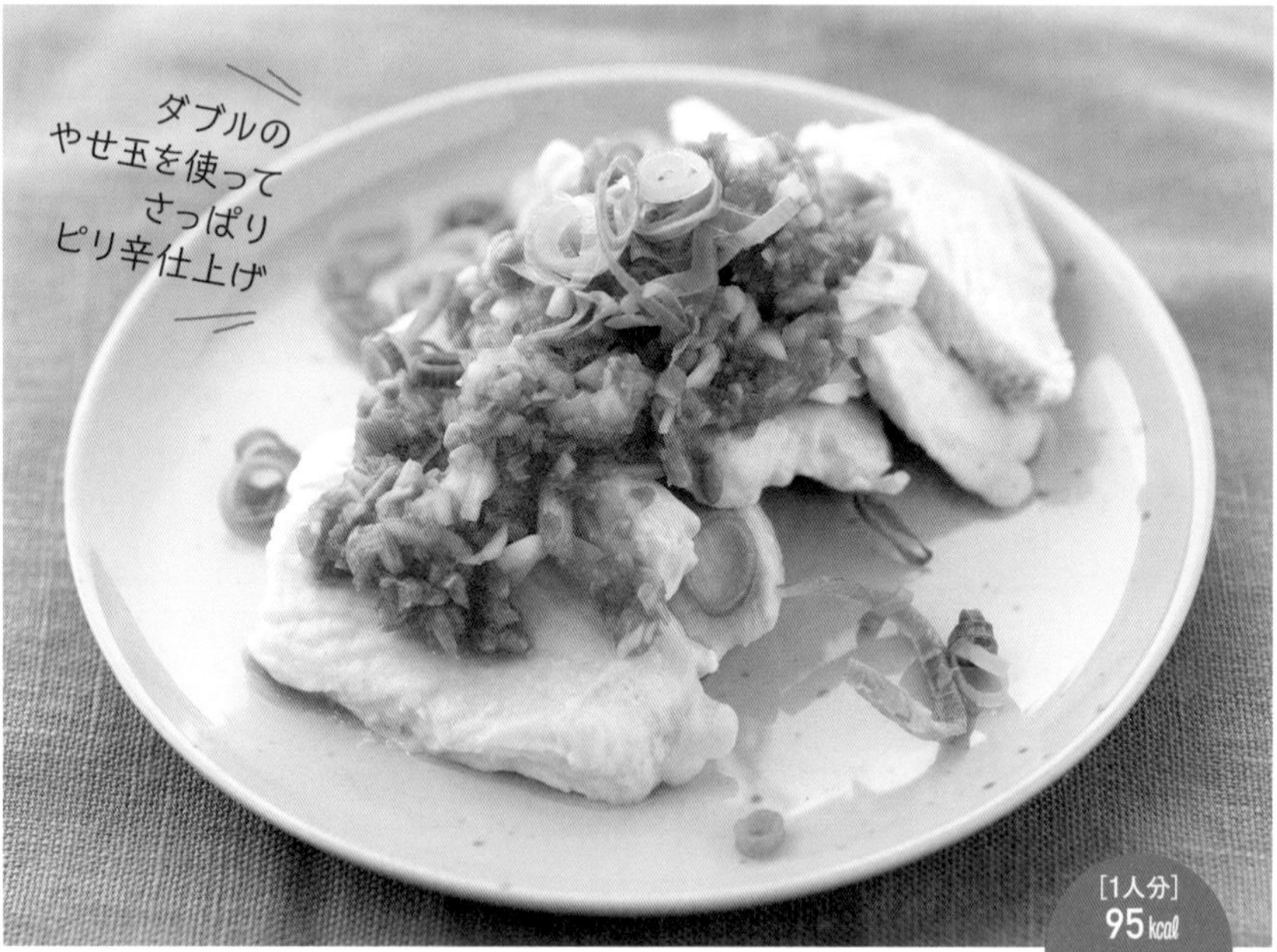
ダブルの
やせ玉を使って
さっぱり
ピリ辛仕上げ

［1人分］
95kcal
［食物繊維］
0.2g

よだれ鶏

●材料（2人分）

鶏むね肉（皮なし）……………………1枚（200g）
酒…………………………………………大さじ1
ラー油……………………………………適量
A（混ぜておく）
　「しょうゆこうじ＋すりおろしりんご」やせ玉……………………1個
　「酢＋すりおろしにんじん」やせ玉…1個
　長ねぎ（みじん切り）……………2cm分（10g）
　しょうが（みじん切り）…………1かけ（5g）
青ねぎ（小口切り）……………………少々

●作り方

❶鶏むね肉をそぎ切りにし、重ならないように耐熱皿に並べ、酒をふりかけ、ラップをして電子レンジで2分加熱、ラップをしたまま2分間おく。
❷密閉袋に①、ラー油、Aを入れ、空気を抜いて冷蔵庫で30分程度漬けこむ。
❸器に盛り、青ねぎを散らす。

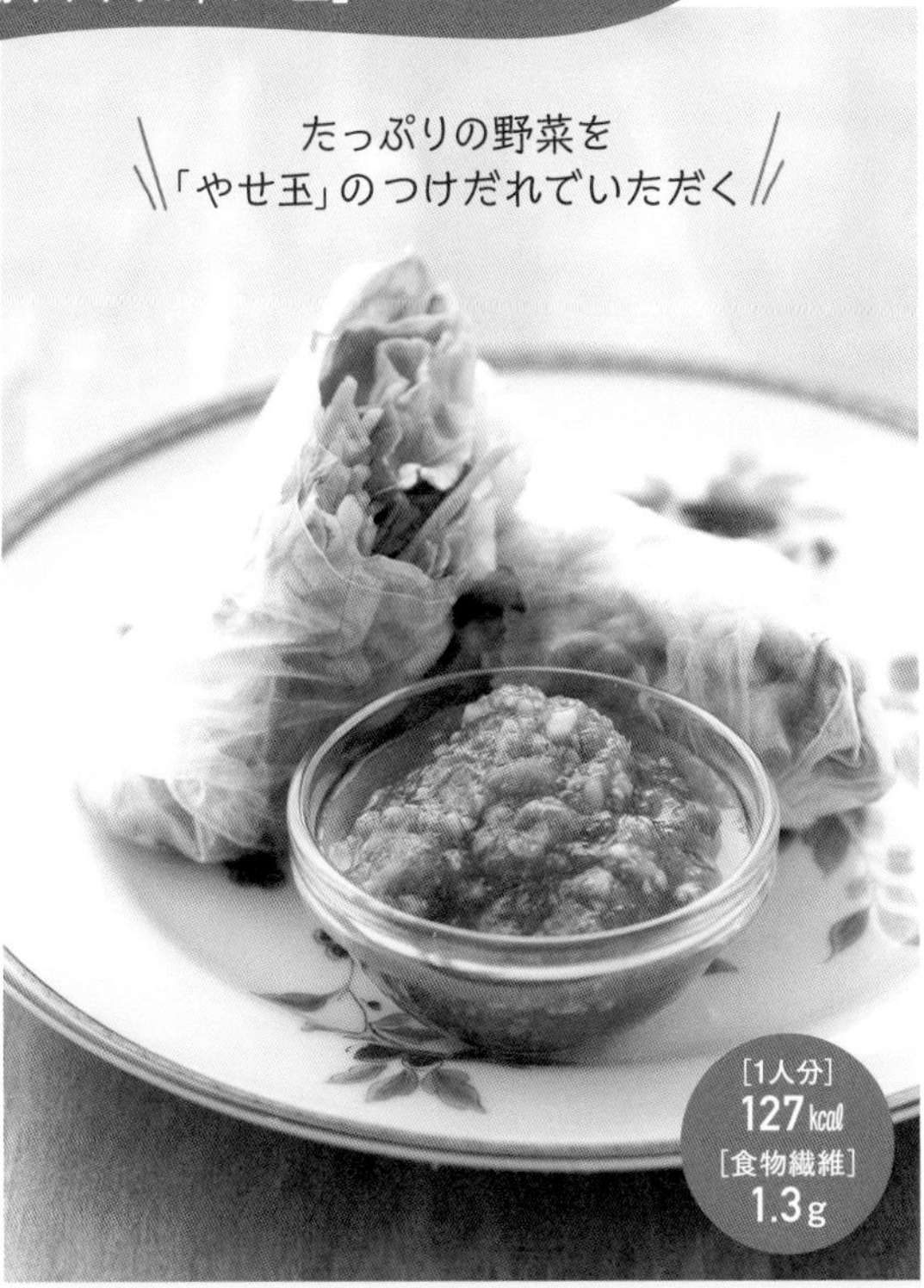
たっぷりの野菜を
「やせ玉」のつけだれでいただく
[1人分]
127kcal
[食物繊維]
1.3g

えび生春巻き

●材料（1人分）

むきえび（ゆで／厚さを半分に切る）……4尾分

サニーレタス……1/2枚（4g）

にんじん（せん切り）…1/8本分（20g）

ライスペーパー……1枚

A（混ぜておく）

「しょうゆこうじ＋すりおろしりんご」やせ玉……2個

「酢＋すりおろしにんじん」やせ玉……1個

「塩こうじ＋トマト水煮」やせ玉……1個

●作り方

❶ボウルにぬるま湯を入れ、ライスペーパーを浸し、まな板の上にのせる。

❷①の上に、サニーレタス、にんじん、えびをのせ、包む。

❸②を半分に切り、Aを添える。

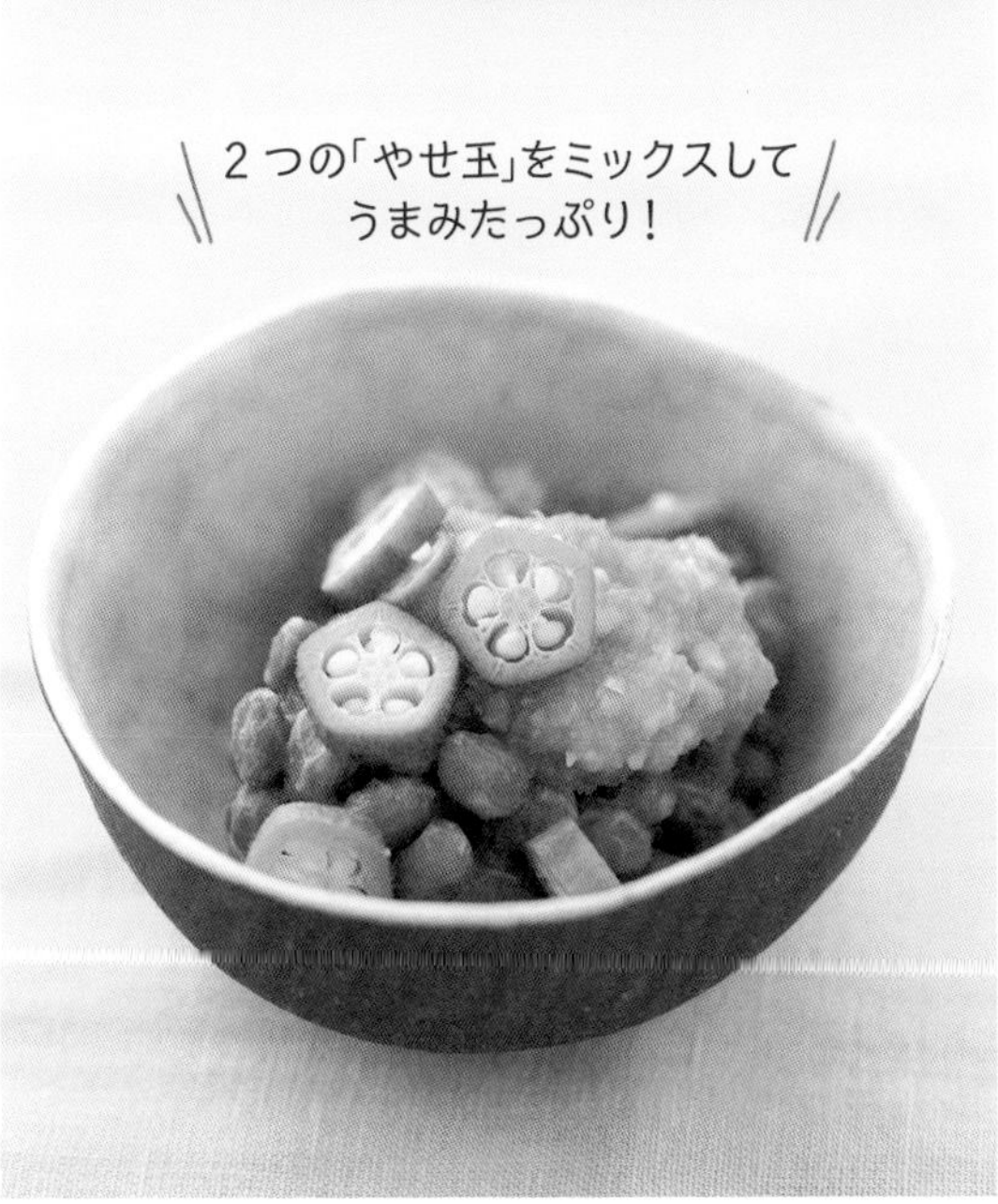
2つの「やせ玉」をミックスして
うまみたっぷり！

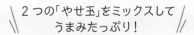

オクラ納豆

●材料（1人分）

納豆……1パック（50g）

オクラ（小口切り）……1本分

A（混ぜておく）

「塩こうじ＋大根おろし」やせ玉……1個

「酢＋すりおろしにんじん」やせ玉……1個

●作り方

納豆にAをかけ、オクラをのせる。

[1人分]
115kcal
[食物繊維]
4.2g

「やせ玉」のうれしい効き目

私が主宰する腸の学習の場、『日本腸内環境食育推進協会』。
そこで行っている講座やさまざまなワークショップを通じて、
「やせ玉」を実践する人がふえています！
そして腸内環境が整うことで、やせるだけでなく、心も体も
すっきりした！とうれしい声が寄せられています。

ジワジワと
便秘が改善！
気持ちも前向きに

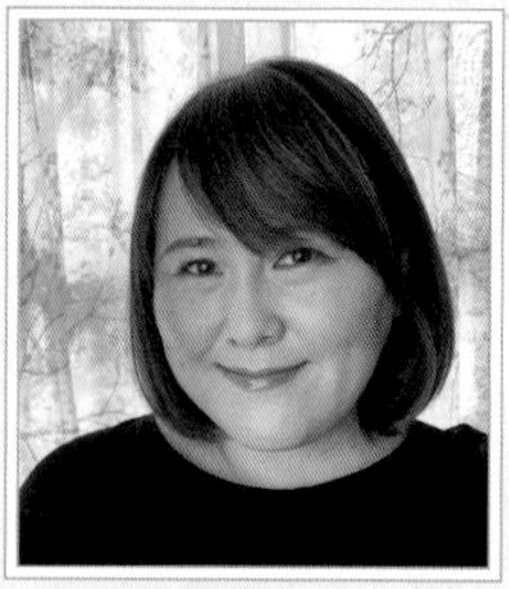

井上ハンナさん
（40代）

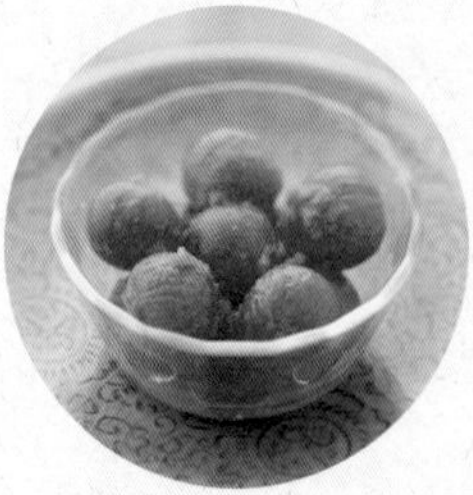

「酢＋すりおろしにんじん」の「やせ玉」を使って、いろいろな野菜でピクルスを作って常備。忙しいときでも野菜不足を解消できるのがうれしいです。

今まで、ダイエットマニアというくらいさまざまな方法を試してきました。ヨーグルトやりんごなどの単品ダイエットや糖質制限、ファスティングなど、食事制限をしては反動で暴飲暴食してしまい、落ちこむという日々。でも「やせ玉」を食事にとり入れるようになってからは、おなかのハリがなくなりました。そして「やせ玉」を食べることを中心とした腸活で**マイナス５kg達成**。周囲からは「やせたね」という声とともに「肌がキレイになった」と言われるように。「やせ玉」をきっかけに腸内の状態がよくなったのかなぁとうれしく思っています。

試して実感！ 続けて効果！

３か月で
２kgの減量！
つらかったPMSも
解消

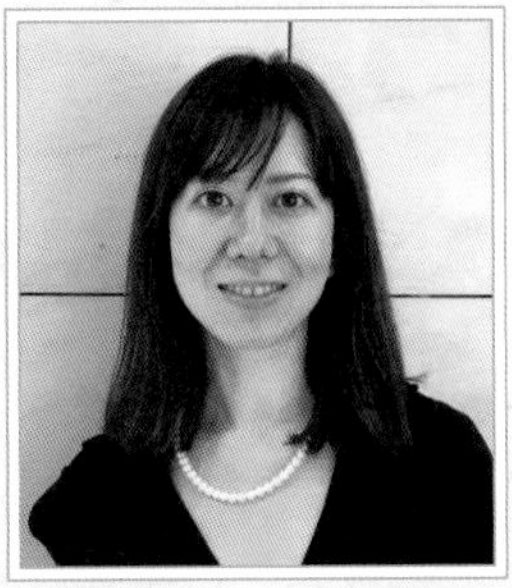

岸野みゆきさん
（40代）

会社を辞めて専業主婦生活になったら、人前に出ないこともあり、〝おばさん化〟が加速。服がきつくなり、鏡に映った丸いフォルムにショックを受け、「やせ玉」を作り「腸活」を始めました。すると３日目から通じがあり、続けていくうちに気になっていた**下腹のぽっこりも解消**。おいしく食べながら「腸活」できるので、ストレスもなし。生理時のPMS（月経前症候群）のつらさが消え、髪や肌もツヤツヤになったような気がします。家族からも「料理が上手になったね」と好評。家族の血圧が下がるという思いがけないおまけも！

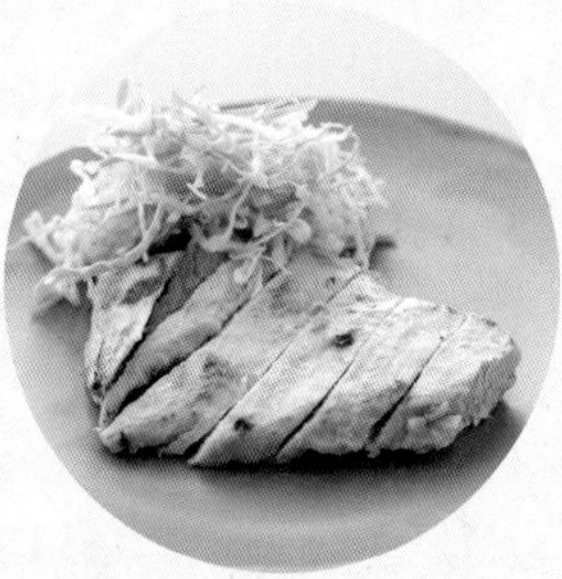

甘酒やこうじを使うと、お肉がふっくらやわらかになり、おいしさもアップ。好きなお肉をあきらめずダイエットできるなんてうれしい。

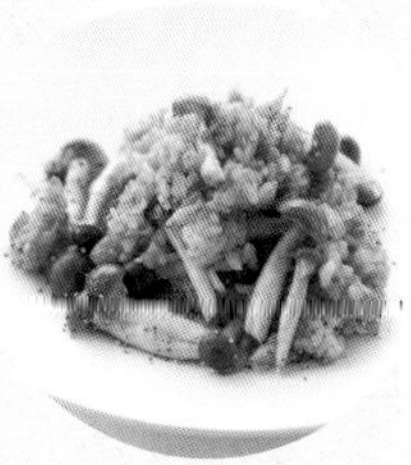

「塩こうじ＋トマト水煮」やせ玉を使ったリゾットは、簡単でお気に入り。満腹になるので、間食を防ぐ効果も。

食事を中心とした
ダイエットで
3.7kgやせました！

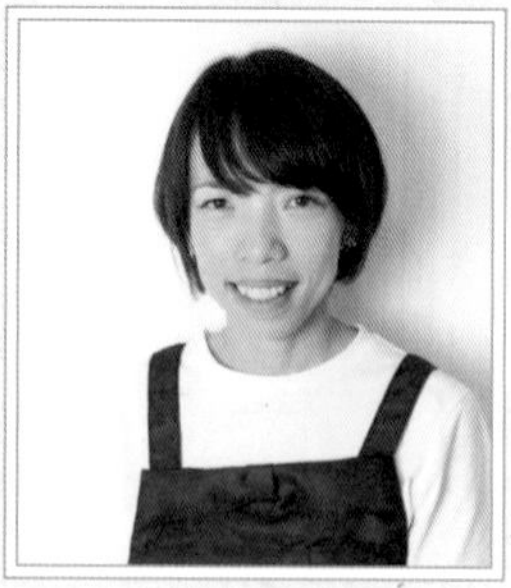

小林そにさん
（40代）

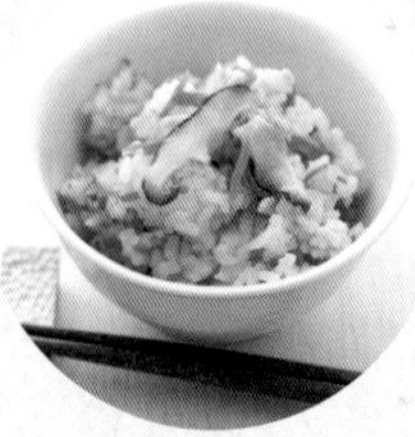

「甘酒＋みそ＋すりおろししょうが」の「やせ玉」を使った炊きこみご飯は、すっかり我が家の定番。子どもにも人気です。

エステに通い、夕食はおにぎり１個というダイエットで５kgほどやせたこともあるのですが、やめたらすぐにリバウンド……。「続かないと意味がない」と気がつき、始めた「やせ玉」作り。続けられるように毎日のむおみそ汁に「みそ玉」を利用しました。少しずつ体が軽く感じ、ぼやけていたボディやフェイスラインもスッキリ！

また便秘が改善し、むくみを感じにくくなりました。おいしく体によいものを食べていたら、やせていったので、ダイエットしていることをいつのまにか忘れてしまいました。

やせるだけでなく
美肌力がアップ！
今はノーファンデで
過ごしています

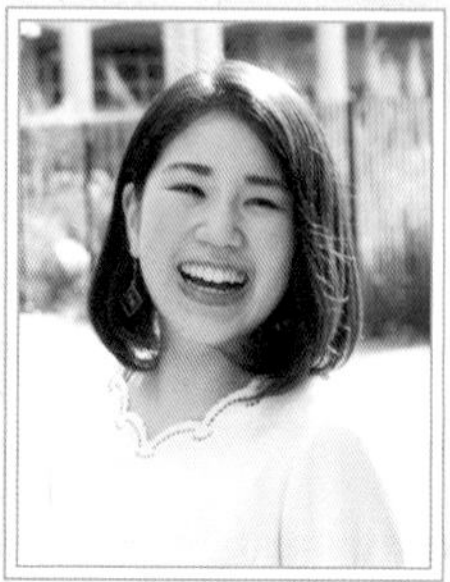

横山麻衣子さん
（30代）

食べることが大好きな私にとって、「やせ玉」を作って食事にとり入れることは食生活を見直すいいきっかけでした。長年の悩みだったアトピーも改善。今は薬を使わずにすんでいます。つるんとしたむき卵のような肌になり、普段はノーファンデ生活に。「え、すっぴんなの？」と驚かれることも多いです。笑顔でいることがふえ、性格も明るくなったような気がします。「腸活」は、体のメンテンスをするだけでなく、心のバランスも整えてくれると思っています。

風邪をひきにくくなり
免疫力アップを実感！
4か月で10kg
やせました！

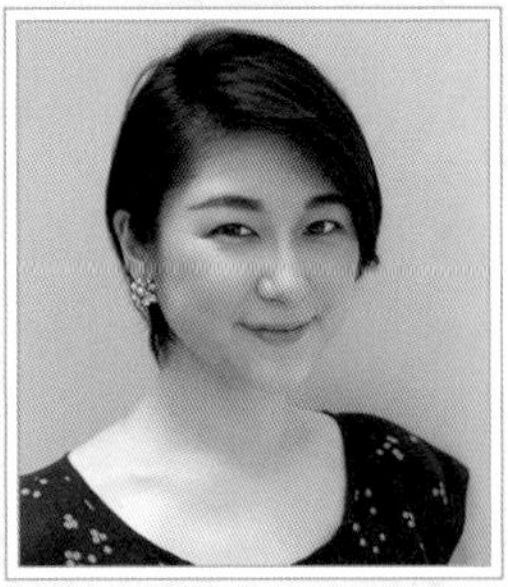

清水彩香さん
（30代）

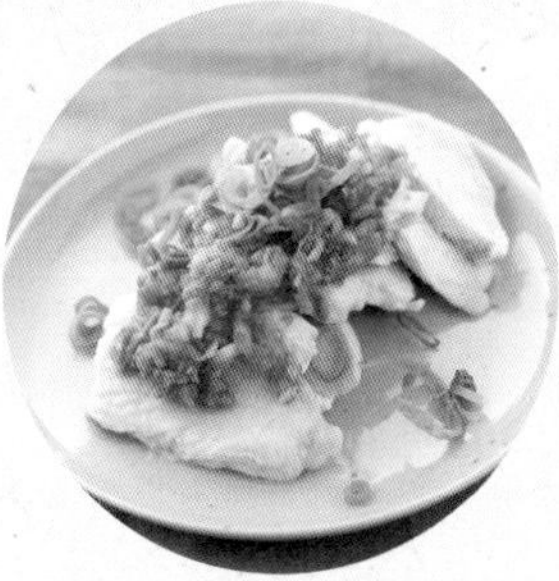

簡単なのにお店みたいな味に仕上がる「よだれ鶏」がお気に入りのレシピ。息子にはラー油を抜いてアレンジしています。

食べたいものを好きなだけ食べていた日々。でも、子どもを産んでからだんだん太ってきたことを自覚するようになり、鏡を直視できず、写真を避けるように。でも〝大好きな息子と笑顔でツーショット写真を撮りたい〟と、ダイエットを始めました。一汁三菜のどこかに「やせ玉」を使用。薬の助けを借りていたほどの便秘がすんなりと改善、肌もツヤツヤに。これまで、なぜか1か月に一度は発熱していたのが、風邪をひかなくなりました。定期的な運動も組み合わせることで、筋肉を残しながらキレイに脂肪を落とせました！

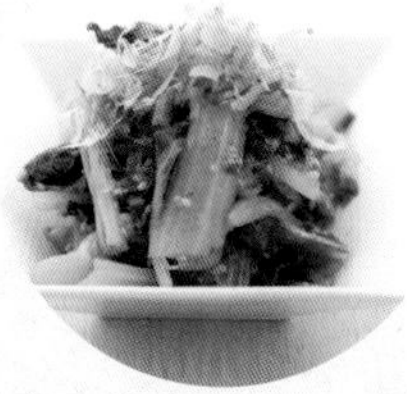

よけいな調味料を使わずに味が決まる「やせ玉」。「しょうゆこうじ＋すりおろし玉ねぎ」やせ玉で小松菜のおひたしをよく作ります。

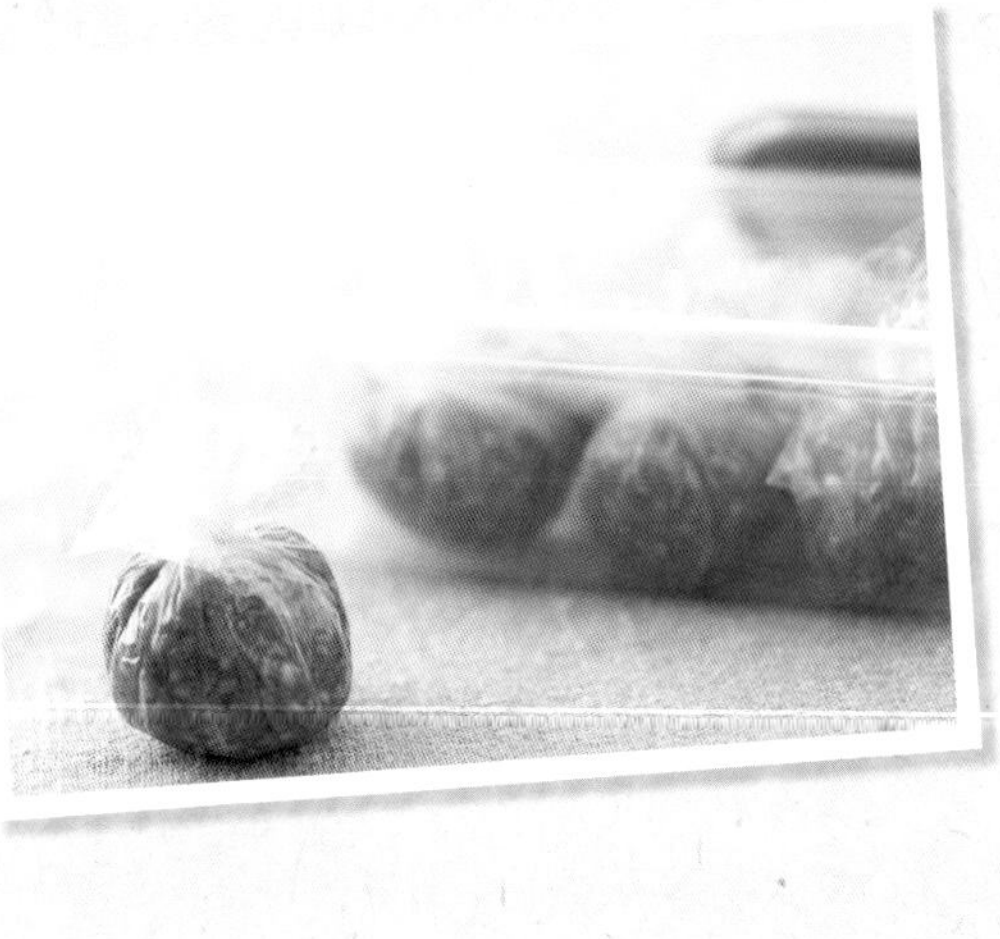

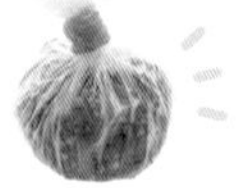

おわりに

これまでいろいろなメディアで「腸にいい」食事の発信を行ってきました。本書はそのなかでも反響の大きかった「発酵玉」にフォーカスしたもの。作り置きができておいしい、手軽に「腸活」ができるとセミナーの受講生さんからも好評のレシピを集めました。

腸内細菌を育てる「菌」と活性化させる「エサ」の組み合わせで「発酵玉」はいくらでも作れます。お通じがないとき、ダイエットをしたいとき、家族の健康が気になるとき。気軽に日々の食事に取り入れていただければ、と思います。

本のなかでも紹介していますが、健康管理のひとつとして毎日の便通記録はぜひつけてみてください。腸は便を通じて状態をチェックできる臓器です。私たちが毎日、鏡で自分の肌のコンディションを見て「夜遅く食べたから吹き出物が出たのかな」「お手入れ不足だから、カサついているのかな」などと考えるように、お通じから受け取れる体のサインに気を配ること。それが「腸活」の第一歩です。かつての私もそうでしたが、相談者のお話を聞いていると、即効性が期待できる整腸剤やサプリメントを常用しているケースが少なくありません。でも、まずは手軽にできる食事の見直しや生活習慣の改善からという少しずつのステップが大切——。

その一助として、この本を長く使っていただければうれしいです。

本の制作中、「腸活」セミナーや発酵食を作る料理教室などのイベントが、新型コロナウイルスの影響で次々とキャンセルになりました。でも、申し込んでいただいた方たちからオンラインセミナーや個別カウンセリングの要望があり、急遽、実施することになりました。みなさんからの「在宅時間が長くなり、ストレスを感じやすくなったり、運動不足になったり、つい食べすぎてしまったりする」「腸を整えることで、免疫力を高めたい」……そんな悩みや要望をたくさんお聞きしたので、無料のオンラインコミュニティーも立ち上げました。腸にいい料理、発酵食から始める美容方法、腸を活性化するマッサージ法などさまざまな情報を、リアルタイムでみなさんと共有しています。

自宅にいながらにしてできる、腸のケア。大切な人と自分の健康を守るための「腸から、今日からできる」さまざまなヒントを、さらにアップデートしてこれからもお伝えしていけたらと願っています。

加勢田千尋

加勢田千尋

一般社団法人　日本腸内環境食育推進協会代表理事／管理栄養士

大学卒業後、企業などで、乳幼児から大人まで幅広い年代に向け、5000人以上の栄養相談を行う。腸を元気にする食事法で、４か月で10kgの減量に成功。アレルギーや、花粉症、風邪をひきやすい体質に悩まされなくなる。その経験を多くの人に伝えるため、３か月で学べる腸の専門学校「腸の学校®」を運営。各種メディア出演のほか、全国で「腸活」にまつわる食育セミナーを行っている。

表紙・本文デザイン／tabby design
イラスト／スヤマミヅホ、細川夏子
写真／中川真理子、有馬貴子、ピクスタ
校閲／K.I.A
編集協力／小林賢恵、福田真由美
編集／谷 知子

〈参考資料〉

- 『若返る！ 元気になる！ からだの不調が消える！ 腸を温める食事法』成美堂出版
- 『素材よろこぶ 調味料の便利帳』高橋書店
- 『調味料検定公式テキスト』実業之日本社
- 『図解 からだのしくみ大全』永岡書店
- 『病気を見きわめる 胃腸のしくみ事典』技術評論社
- 『最新版 本気で治したい人の腸の不調 便秘・下痢（明解！あなたの処方箋）』学研パブリッシング

10kgの減量にたった4か月で成功した管理栄養士が教える

「やせ玉」腸活ダイエット

著者　加勢田千尋
編集人　新井 晋
発行人　倉次辰男
発行所　株式会社 主婦と生活社
〒104-8357 東京都中央区京橋 3-5-7
電話（編集部）03-3563-5058
（販売部）03-3563-5121
（生産部）03-3563-5125
https://www.shufu.co.jp
印刷所　大日本印刷株式会社
製本所　小泉製本株式会社

ISBN978-4-391-15470-2